——正在发生的医疗革命——

可穿戴医疗

移动医疗新浪潮

陈 根 著

電子工業出版社
Publishing House of Electronics Industry
北京 · BEIJING

内容简介

可穿戴设备作为互联网下一阶段的智能载体，已经开始进入人们生活的方方面面，特别是在全面期待改革的医疗领域，将是可穿戴设备首先大展身手的地方。

本书共十章，分别介绍可穿戴设备、国内的医疗现状、可穿戴医疗现状、可穿戴医疗市场驱动力、可穿戴医疗生态系统、可穿戴医疗案例、个人可穿戴健康装置、可穿戴医疗商业模式、可穿戴医疗发展瓶颈，以及可穿戴医疗发展前景。通过这些内容的表述和分析，由宏观到微观的趋势解读，帮助读者全方位把握可穿戴医疗在国际以及国内市场的发展状况。

目前，本书是第一本从可穿戴设备分析互联网+医疗的书籍，对可穿戴医疗想一探究竟，以及想借医改之风成就创业梦想的相关人士而言，本书将起到恰逢其时的引导作用。本书不夸大该领域的前景，针对目前面临的困境，也不看衰其发展前途，仅站在客观的角度，凭借各种事实与数据，为读者推导出一个可靠的结论。

图书在版编目（CIP）数据

可穿戴医疗：移动医疗新浪潮／陈根著. —北京：电子工业出版社，2015.11

ISBN 978-7-121-27344-5

Ⅰ. ①可…　Ⅱ. ①陈…　Ⅲ. ①移动通信—应用—医疗卫生服务—研究　Ⅳ. ①R197

中国版本图书馆 CIP 数据核字（2015）第 233956 号

责任编辑：许存权
印　　刷：北京捷迅佳彩印刷有限公司
装　　订：北京捷迅佳彩印刷有限公司
出版发行：电子工业出版社
　　　　　北京市海淀区万寿路 173 信箱　邮编　100036
开　　本：720×1000　1/16　印张：15.5　字数：348 千字
版　　次：2015 年 11 月第 1 次印刷
印　　次：2023 年 9 月第 2 次印刷
定　　价：79.00 元

凡所购买电子工业出版社图书有缺损问题，请向购买书店调换。若书店售缺，请与本社发行部联系，联系及邮购电话：（010）88254888。

质量投诉请发邮件至 zlts@phei.com.cn，盗版侵权举报请发邮件至 dbqq@phei.com.cn。

服务热线：（010）88258888。

Wearable
Medical Treatment

序 言

近几年，伴随着科技的迅猛发展，可穿戴设备也随之进入人们的视野。尤其谷歌眼镜横空出世之后，一场可穿戴领域的智能风潮顿时席卷全球，引得众多弄潮儿前赴后继，助推潮头一浪更胜一浪高。回顾2015年，在美国拉斯维加斯举行的CES展，俨然演绎成为一场可穿戴领域智能硬件的产品秀，相关展品几乎占据了展会的半壁江山。

伴随着科技发展的脚步，我国国民经济与人民生活水平得到快速的提升，随之而来的，是人们对健康水平的日益提升，对优质医疗资源与服务需求的不断扩大。保守估计，目前我国医疗卫生健康产业仅占GDP的5%，距离世界发达国家的平均水平还差5个百分点。按照GDP为57万亿元测算，5%用于医疗卫生健康产业，以7%的经济增长速度测算，2020年GDP是80万亿元，占比10%就是8万亿元，这便是2020年中国大健康行业的一个胖子。

显然，高增长的医疗需求与贫乏低效的医疗供给，已经形成了鲜明的对比和尖锐的矛盾。那么，如何借可穿戴发展之风，助推中国新医改，助推医疗事业发展，成了大家共同关注的焦点问题。

本书作为聚集可穿戴医疗领域的先行之作，旨在与大家共同分享、探讨如何在可穿戴领域开辟中国医疗的新思路。

首先，在移动互联网新的价值入口处，可穿戴设备作为医疗领域最佳的硬件入口，将充分调动人们对健康身体的渴望和动力，并有能力满足人们的这种刚性需求，协助管理好自己的健康，养成良好的生活习惯，这必将为整个健康管理，以及医疗领域带来一场颠覆性的革命。

其次，我认为，在不久的将来，可穿戴设备，或者说可穿戴医疗，将率先在医疗器械行业掀起一场革命，从微型化到便携化，最后到可穿戴化，不但可以随时随地监测血糖、血压、心率、血氧、体温、呼吸频率等人体的健康指标，还可以用于各种疾病的治疗。

再则，在目前可穿戴发展的初期阶段，诸如数据有效性、安全隐私忧患、行业标准缺失，以及顶层设计空缺等问题，在一定程度上制约了可穿戴医疗的进一步发展。针对这些问题，本书就可穿戴医疗发展中的大数据开放、“端”+“云”+“服务”整合等模式进行了探讨，同时从商业模式的角度对可穿戴医疗的蜕变进行了探索。

根据 iiMedia Research 数据显示，预计我国 2015 年的可穿戴医疗设备市场规模将达到 12 亿元，2017 年将达到 47.7 亿元，年复合增长率达 60%；而在所有可穿戴设备中，技术应用于医疗保健领域的占比将达到 50%以上。那么，在这条可穿戴医疗的漫漫长路上，我们如何走上光明的通途大道呢？本书将为广大读者拓宽思路，大开眼界！

Wearable
Medical Treatment

目　录

我们正在大步走向这样一个未来，海量数据处理将覆盖我们生活的方方面面，特别是随着可穿戴设备与移动互联网时代的到来，医疗领域将迎来一场深刻的变革，为医生、患者、医学研究等带来更多的可能。同时，我们也正处在深刻转型中，从基于少量信息了解世界的方式，向基于无限数据量的持续收集，来聚焦新视野的方式转变。

第6章 可穿戴医疗案例 /133

随着可穿戴设备时代的到来，更加微型化、便捷式的可穿戴医疗设备，使许多患者不但解脱了因疾病治疗过程中需要承受的痛苦，同时因可穿戴医疗的兴起，数字化医疗、远程医疗，让患者能拥有更多的主动权，在就医的过程中了解自己的病情。

第7章 个人可穿戴健康装置 /149

用于医疗行业的可穿戴设备，相比健身类的可穿戴设备，有更高的要求。因为这类可穿戴设备必须获得医疗机构的资格证书，以及医生的认可，它们的功能也比较单一，即针对某一疾病单独研发。那么，具体都有哪些呢？本章将向读者详细介绍这些应用于医疗领域的可穿戴设备。

可穿戴设备切入医疗健康这个点，并且建立商业模式，是一件既具有颠覆性，又有非常意义与价值的事。而且，在健康医疗领域，也比较容易探索出符合其发展规律的商业模式。可穿戴设备在医疗行业的商业模式，与在其他行业的最大不同，就是不需要通过纯硬件销售来实现盈利。

大部分人都会有一种普遍的认知，即数据量越大越好，特别是在医疗行业，确实需要许多将人体体征进行量化的数据，以辅助医生进行诊断，但这个前提是数据精准、真实、有效，而数据的准确与有效，就是目前可穿戴设备面临的最大挑战。

Wearable
Medical Treatment

引 言

“最近互联网上流行的一个词，叫‘风口’，我想站在‘互联网+’的风口上顺势而为，会使中国经济飞起来”，这是在2015年十二届全国人大三次会议记者会上，李克强总理说的一句话。其中的“互联网+”被总理这样一引述，成了当下实实在在最强劲的风口，引发了一大批行业一股脑儿往上挤。

自从有了互联网，有许多行业已经开始借势转型，干着“互联网+”的事儿，而这次李克强总理这么一说，“互联网+”瞬间从“民间偏方”提升至国家战略，这其中带来的政策红利可想而知。

21世纪的今天，互联网已经成为一种基础建设，而开始颠覆全人类生活方式的是移动互联网。人们的衣、食、住、行都因移动加互联发生着深刻的变化，特别是社交方式，正随着各种APP的诞生而不断升级。

在中国这样一个人口基数庞大，资源配置不均的国家，“看病”逐渐成了当下一个迫在眉睫的大问题。虽中央的医改正在不断深入，也取得了一些突破，但“看病贵，看病难”的问题依旧突出。

对于人民大众而言，在很长一段时间，一想起看病，还是一件让人头痛烦心的事，但对于企业、投资者、创业者等这些群体而言，却是一片无时无刻不充满着商机的蓝海，结合移动互联网的医疗——移动医疗时代正在到来。

据速途研究院分析报告指出，2015 年会成为移动医疗爆发式增长的一年，预计国内移动医疗市场规模将达 45 亿元，2016 年增至 80 亿元，2017 年可达 130 亿元，同时全球移动医疗市场规模将达 230 亿美元。

显然，从这些数据中可以看出，移动医疗的前景相当广阔，这是一座光芒四射的“金矿”，谁先抢占先机，谁就将获得绝对的优势地位。放眼望去，或许你会发现移动医疗处处是机会，然而机会多并不代表你就能找准进入的点，作者将通过本书直接告诉你，移动医疗的最佳入口就是“可穿戴设备”。

原因为何？作者将用本书的内容来解答这个问题。

Wearable Medical Treatment

第1章 可穿戴设备

自2012年，可穿戴设备概念被谷歌眼镜引爆以来，其产品形态以及功能已经变得越来越多样化，趋势发展就是，可穿戴设备将变得越来越不可见，逐渐成为人体的一部分。随着其对数据的追踪变得准确有效，以及大数据分析模型的建立，可穿戴设备将成为移动医疗的最佳入口。

2012年4月，谷歌公司研发的一款智能眼镜，开始引爆了可穿戴设备概念。这款眼镜具有“拓展现实”功能，此外，还可以通过声音控制拍照、视频通话和辨明方向，以及上网冲浪、处理文字信息和电子邮件等新奇的玩法。

Wearable Medical Treatment 01 概念引爆

可穿戴设备，顾名思义，可以穿戴于人身上的各类智能设备。这些设备具备了当下智能手机、平板电脑及 PC 的所有功能，但与它们最大的不同在于，可穿戴设备内嵌了各类高精度而灵敏的传感器，作为输入终端，能与人体达到前所未有的深度融合。比如，输入方式不再是传统的键盘或声音输入，而是升级为与人体更为密切的心跳、脑电波、视网膜……

当可穿戴设备发展到足够成熟的时候，它们会成为人们生活甚至人体的一部分。比如，它们可以是眼镜、手环、手表、服饰、鞋袜等与人们日常生活息息相关的任何东西。可穿戴设备未来的发展趋势是取代如今人手一部的手机，成为一个无时限、无界限概念的新数据流量入口。

目前，在市面上最为常见的，有以谷歌眼镜为代表的智能眼镜，以苹果、三星、SONY、Pebble 为主导的智能手表，以及主要被 Fitbit、Jawbone 和 Nike 占领着的智能手环。除此之外，还有以 Oculus Rift、索尼的 Project Morpheus 这类主要为游戏开发的虚拟现实的头盔。

人体的每个部位都可能成为可穿戴设备开发的潜在领域，除了头部、手腕、脚部这些显而易见的地方外，还有许多植入人体内部的微型传感设备，正在突破一个又一个新的领域，并正在给整个健康医疗领域带来一轮巨大的变革。

Wearable Medical Treatment 02 设备形态

目前，市场上主要的可穿戴产品形态各异，主要包括智能眼镜、智能手表、智能腕带、智能跑鞋、智能戒指、智能臂环、智能腰带、智能头盔和智能纽扣等（图 1-1）。其中智能腕带的发展最为成熟，其次为智能手表与智能眼镜。除了这三者，用户对于细分类别设备的需求也处于上升趋势，例如珠宝首饰和针对 T 恤或鞋子的嵌入式传感器。2015 年，高德纳（IT 研究与顾问咨询公司）预计智能服装的发货量将从 2014 年的 10 万件跃升至 1000 万件，这一数字相当于全球智能手表销量的 1/3。

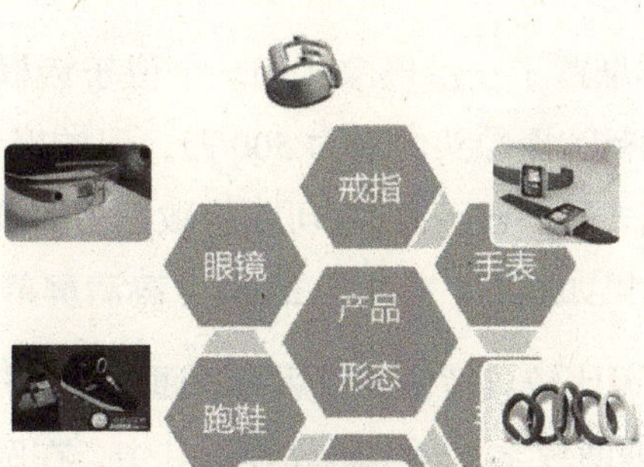

图 1-1　可穿戴设备产品形态

据互联网数据中心（IDC）预测，到 2018 年，可穿戴设备产品的整体发货量预计将达到 1.12 亿件，较 2014 年的发货量上升 4 倍以上。

眼镜：Google Glass

谷歌眼镜（Google Project Glass）是由谷歌公司于 2012 年 4 月发布的一款“拓展现实”眼镜（图 1-2），它具有和智能手机一样的功能，最大的区别在于它只需通过声音就能控制拍照、视频通话和辨明方向，以及上网冲浪、处理文字信息和电子邮件等。

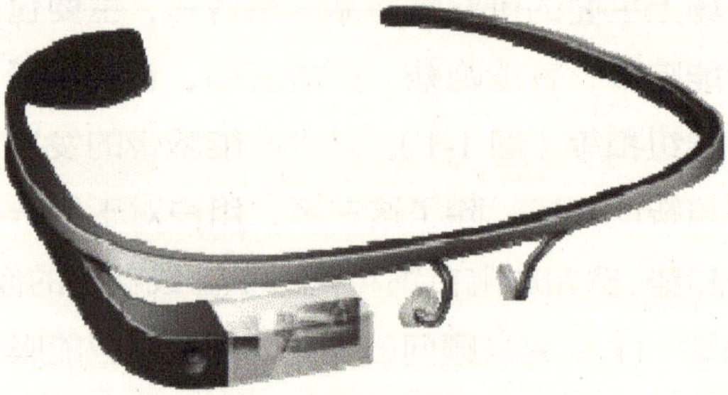

图 1-2　Google Glass

谷歌眼镜前方悬置了一台摄像头和一个位于镜框右侧的宽条状电脑处理器装置，配备的摄像头像素为 500 万，可拍摄 720p 视频。镜片上配备了一个头戴式微型显示屏，它可以将数据投射到用户右眼上方的小屏幕上。显示效果如同 2.4 米外的 25 英寸高清屏幕。

目前，谷歌眼镜比较具特色的应用有：通过表情分析情绪、用谷歌眼镜直播 NBA、辅助教学、医学研究等。其中，在医学研究、教学方面的应用优势最为突出。

据美国医疗健康资讯网站 FierceHealthIT 报道，多名美国医疗健康产业专家表示，借助谷歌智能眼镜提供的各项功能，越来越多的开发人员正探索各种新方法，使谷歌眼镜技术更好地用于医疗健康产业，以期在该领域获得变革性成果。

美国医疗健康资讯网站 Bionicly 曾刊文称，谷歌眼镜将至少通过 8 种方式为整个医疗健康领域的技术带来创新。

专为帕金森病人开发的谷歌眼镜应用

英国纽卡斯尔大学的研究人员正在研发一种新的创意，就是通过谷歌眼镜的自动提醒功能来帮助帕金森病人更加独立地生活。例如，当帕金森病人在户外活动时，该应用能够同病人亲友保持实时联系，还能向病人发出服药等的提醒，使病人有更多自我护理能力。

以移动方式访问病人图像和信息

以软件平台 OneDx 为例，它允许内科医生通过谷歌眼镜访问医疗报告、住院病人所在位置以及化验信息等。医生可在忙碌工作间隙下载研究成果、报告及化验单等资料。

智能记录、识别病人信息

目前，美国有六家诊所正在使用 Augmedix 开发的谷歌眼镜软件。当医生和患者进行交谈时，这款软件可以自动将患者信息输入到一个电子表格中。此外，还能通过谷歌眼镜的视频功能，在与患者非语言形式的交流基础上，自动识别患者所指的身体疼痛部位。

用于医学教育和培训

在手术室，医生可以通过谷歌眼镜，以第一人称视角将手术操作画面呈现给学生，即便学生没有站在主刀医生旁边，也一样能够看清楚现场的情况。美国俄亥俄州威克什纳医疗中心医生克里斯托弗·基丁在为一位病人做膝盖手术时，在征得病人的同意后，通过谷歌眼镜将手术过程以实时信息流形式发布出来。

虽然谷歌眼镜在大众消费市场还难以普及，甚至一度退出可穿戴设备领域，但是，从当下种种迹象表明，它更有望在专业领域发挥它的价值，而其中最被看好的便是医疗行业。

手表：Apple Watch

Apple Watch 是苹果公司于 2014 年 9 月公布的一款智能手表（图 1-3），包括三种款式，分别为普通款（Apple Watch）、运动款（Apple Watch Sport）和定制款（Apple Watch Edition）。它支持电话、语音回短信、连接汽车、获取天气和航班信息、地图导航、播放音乐、测量心跳、计步等几十种功能，可称得上是一款全方位的健康和运动追踪设备。

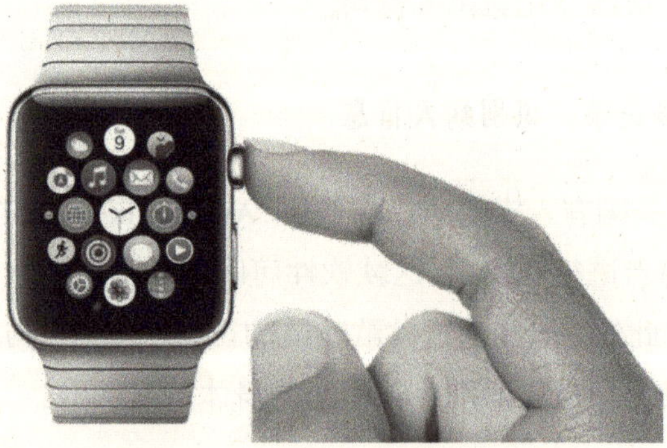

图 1-3　Apple Watch

2014 年 6 月 2 日，苹果在开发者大会上发布了一款新的移动应用平台，可以收集和分析用户的健康数据，苹果将其命名为 Healthkit，苹果高管告诉开发者，它可以整合 iPhone、iPad 以及 Apple Watch 上其他各类健康应用收集的数据，如血压和体重等。

2015 年，继 Healthkit 后，苹果又专为医学研究者打造了一款软件基础架构，主要目的在于解决当前的医疗调查困境，如缺乏足够样本和参与者，数据支持不足等。

这一平台最大的价值在于，协助研究人员和医疗从业人员通过智能手机 iPhone 收集与整理病人的医疗数据，帮助人们诊断各种疾病。目前的应用已经覆盖乳腺癌、糖尿病、帕金森综合症、心血管疾病和哮喘病等。用户可以通过 Apple Watch 监测跟踪自己的身体机能数据。

库克在发布会上也正式表示，使用 Apple Watch 可以让你更健康。Apple Watch 的 Activity APP 可以展示用户每日的运动量，包括行走消耗的卡路里、锻炼的时间等，都可以及时地反馈给用户。此外，用户还可以设置适当的目标，Apple Watch 会根据设置，每天提醒并帮助用户达成目标。

手环：Jawbone Up

Jawbone Up（图 1-4）是由著名的蓝牙耳机和扬声器厂商 Jawbone 于 2011 发布的一款智能手环。Jawbone UP 可以跟踪用户的日常活动、睡眠情况和饮食习惯等数据的腕带设备，具有智能闹钟、闲置提醒、特殊提醒、小憩模式等应用模式。Jawbone Up 的设计旨在无缝地融入人们的生活。

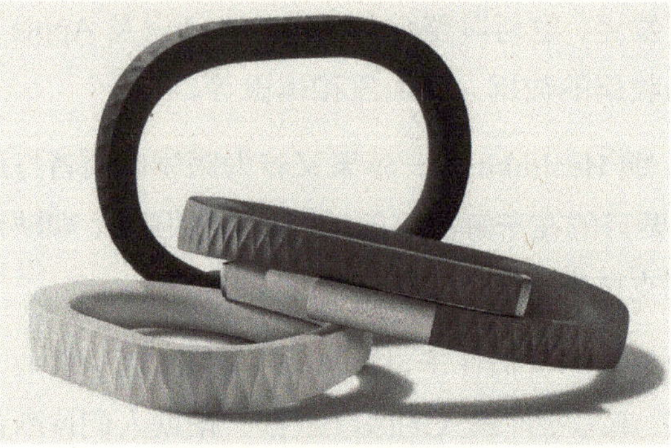

图 1-4　Jawbone Up

健康追踪功能部分包含各种生物阻抗传感器，比如，对心率、呼吸频率、皮肤电流反应、皮肤温度、环境温度做统计。另外，这款设备能够根据用户的体重、身高、年龄、性别等信息，更准确地显示其在运动过程中的步数、距离、速度、卡路里。

不久前，Jawbone 对这款智能腕带的实物记录应用进行了升级，原先用户需要一遍又一遍地进行食物添加，整个过程大约需要点击屏幕 15~20 次，升级后的应用，用户计算卡路里摄入量会变得更加轻松、简单。除此之外，升级后的应用还能连接到餐厅的菜单数据库，其中包含餐厅提供的每一道菜的卡路里信息，以及由 UP 用户提交的营养成分信息。

饮食管理可以说是 Jawbone Up 非常具有特色的一款应用，当其他的运动手环还停留在计步和统计卡路里消耗量、睡眠质量等千篇一律的功能上，整个领域陷入严重同质化的时候，Jawbone Up 的应用可谓意义非凡，因为它在一定意义上打破了运动手环目前这种不温不火的发展状态，首先进入了真正的大数据应用及平台搭建阶段。

饰品：智能戒指 Ringly

初创公司 Ringly 专门为爱美的女性设计了一款智能戒指（图 1-5）。Ringly 智能戒指可以与 iOS 和 Android 系统的手机，通过蓝牙进行连接。由于许多女性会因为将手机放在包里而错过许多重要的来电或短信，这款智能戒指则起到了恰到好处的提醒作用。

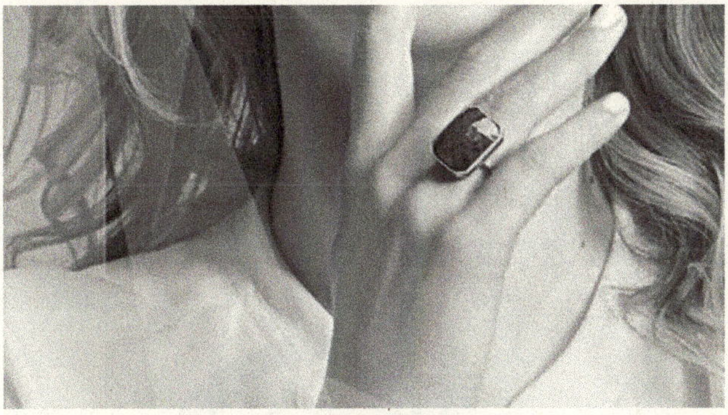

图 1-5 Ringly

用户可以根据来电者的不同身份，比如配偶、老板、密友等设置不同的震动模式，以及五种不同的颜色提示灯。这种功能就避免了 Ringly 戒指一直处在不停地震动以及闪光中。

和其他智能设备不同的是，这款智能戒指在设计上有了的突破，能够在一定程度上将科技与时尚融合在一起。据美国医学协会杂志调查显示，美国本土年收入超过 10 万美元的中产阶级，基本上对过于复杂、极客类的可穿戴设备不感兴趣。或许这样一款看起来不那么极客、复杂的智能戒指会吸引这些中产阶级的关注。

虚拟现实头盔：OculusRift

2012 年 8 月 1 日，有一款看似科幻实则科学的 VR（虚拟现实）头盔 Oculus Rift 被 Oculus 公司摆上了众筹平台 Kickstarter 的货架，等待大众投资者前来“临幸”，其众筹宣言是“从此彻底改变玩家对游戏的了解”，现在看这款设备在游戏领域的表现，可以知道它并未让人失望。

Oculus Rift（图 1-6）是一款专门为电子游戏设计的虚拟现实头戴式显示器，它以其独特的功能瞬间俘获了大众的心，仅 1 个月的时间，就获得了 9000 多名消费者的支持，收获了 243 万美元众筹资金，为其后续的开发、生产积累了第一笔资金。

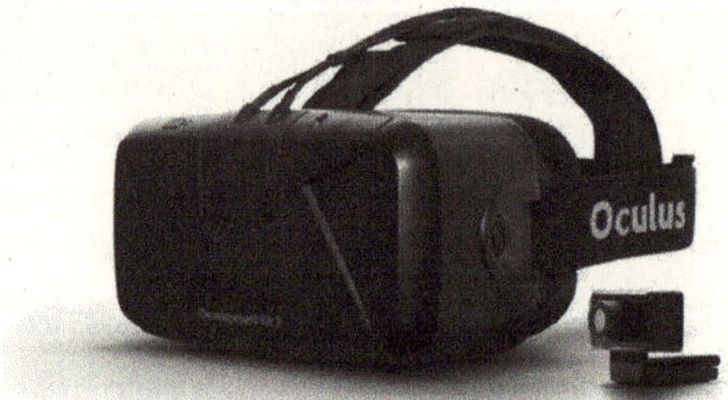

图 1-6 Oculus Rift

Oculus Rift 设备配备了两个目镜，每个目镜的分辨率为 640 × 800，双眼的视觉合并之后拥有 1280 × 800 的分辨率。这款设备最大的特色是具有陀螺仪控制的视角，因为这将大幅度提升游戏的沉浸感。Oculus Rift 虚拟现实眼镜可以通过 DVI、HDMI、micro USB 接口连接电脑或游戏机。

2014年3月26日，Facebook宣布，以约20亿美元的总价收购沉浸式虚拟现实技术公司 Oculus VR，借此正式进入可穿戴设备领域。2014年7月份，Facebook又继而宣布将收购游戏开发引擎RakNet，并将其转为免费开源，提供给全球的游戏开发者，这为 Oculus Rift 的发展引来了一个新的阶段——平台搭建。

类似于Oculus Rift的虚拟现实头盔，还有索尼的Project Morpheus、三星的GearVR等，前期主要是为游戏领域而开发。但随着进一步的发展，虚拟现实技术在其他领域也逐渐显示出独一无二的优势，比如医疗领域。

虚拟现实技术就在于它能够利用计算机和专业软件构造一个虚拟的自然环境，这个环境可以帮助医生进行疾病的诊断、康复训练等一系列真实的培训。在培训时，医生可以预先将病例编入一个模拟人，这个模拟人就会根据医生正确或者错误的操作，自动作出虚拟的对应反应。

此外，一位法国的外科医生就在髋关节手术中佩戴了虚拟现实设备，用来给其他实习医生进行手术视频体验教学，将OculusRift和GoPro结合，作为手术的教学工具使用。在手术过程中，有两个互为同步的 GoPro 摄像头安装在 Gregory 的前额上，它们负责以鸟瞰式角度记录 Gregory做髋关节置换手术的过程。最终可以得到Gregory视角下的三维手术视频。

这个视频可以给医生和住院实习医生通过 Oculus Rift 播放。这样医生和住院实习医生就可以通过手术操刀医生的视角去观看做手术的过程，这是前所未有的。

虚拟现实技术除了在医疗行业帮助医生更有效地完成培训之外，最近还衍生出另外一种功能：设身处地。通过虚拟现实技术模拟出来的环境，能让用户最大限度地体会别人的不幸，也感知他们的欢乐、焦虑不安和痛苦。

Oculus Rift 可以最大限度地解决“远程呈现”（Telepresence）问题——虚拟地处在你肉身无法企及的地方，真实地感受超越空间、时间、介质的体验。在你戴上 Oculus Rift 的那一刻，便开始逐渐进入对方的世界，甚至变成对方，渐渐地你会对自己的真实身份产生质疑，以及对固有性别认知的瓦解等。

虚拟现实技术未来的发展空间远远不仅在游戏领域，而会渗透到各个领域，特别是会在医疗、旅行等领域发挥越来越深刻的作用。

衣服：Athos

人们时常将可穿戴设备定义为穿戴于身上的各类智能设备，其实更准确地说，是各种传感器的穿戴。智能穿戴脱离了传感器就变得毫无价值，而有了传感器，就变成了能让人大开眼界的一种神器。

一件普通的衣服，更多关注的可能是款式、价格，但如果往衣服里置入传感器，那就完全是另一回事了。比如 Athos 智能运动衣。它主要是根据人体结构，在不同的地方内置了大量的传感器，可以检测用户的心率、呼吸频率，甚至是 EMG 传感器带来的肌肉活动情况（图 1-7）。

Athos 智能服装内包含了一枚 Athos Core 小芯片和多个传感器，可以通过蓝牙将数据发送到智能手机中。这个小装置的重量只有不到 20 克，并且可以连续使用超过 10 个小时。除了发送信息外，Athos 还可以通过内置的六轴加速度计测量运动锻炼的情况。

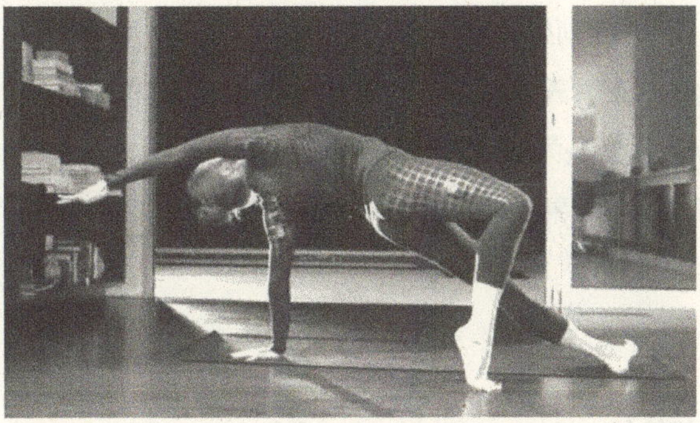

图 1-7　Athos 智能运动衣

这样一套衣服，没了传感器就和普通衣服没任何区别，但就是因为这些传感器，让用户在运动过程中，除提升了乐趣，更多的是看见自己各项指数在眼前量化了。

鞋子：Lechal

Lechal（图 1-8）是一款具有 GPS 功能的智能鞋，它主要通过蓝牙与手机连接，用户只要将目的地输入手机，Lechal 就能够在连接谷歌地图的情况下，通过震动来提醒用户前进的方向。此外，Lechal 智能鞋还配有多种健康类传感器，可以随时记录用户步行的公里数及消耗的卡路里。

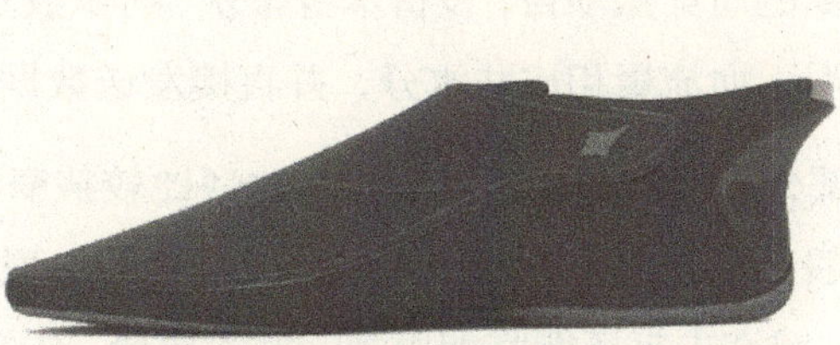

图 1-8　Lechal

Ducere 的联合创始人兼首席执行官（CEO）克利斯佩安·劳伦斯（KrispianLawrence）表示，“在印度语里，Lechal 的意思是‘带我走’。设计这款鞋的初衷是为了帮助盲人，使他们可以轻松避开前面的障碍物，特别是他们在不熟悉的环境中，这款鞋将发挥重要的作用”。

更加多样化的形态

目前，大部分可穿戴设备的形式都是以手腕上的手表或者手环为主，这显然还未完全开发可穿戴设备的潜力。如前文对可穿戴设备的定义所言，可穿戴设备实际上就是传感器穿戴，未来，随着新型传感器的不断出现，多样化的形态才是可穿戴设备发展的大趋势。

现在，大部分的可穿戴设备还只是作为智能手机的一个附件而存在，需要借助蓝牙或者 WiFi 等无线通信技术，在两者之间进行基本的信息传递。比如一些智能手环，从用户身上获得数据后，往往只能通过手机端的 APP 才可以查看，这就在很大程度上限制了可穿戴设备的使用范围。

智能手表、智能手环、智能衣服等都只是可穿戴设备领域发展初期的产品形态，未来的可穿戴设备将毫无察觉地完全融合到用户的身体内，自然而然地成为人体的一部分。比如，美国西北大学和伊利诺大学联合开发一个新的可穿戴项目，设备本身柔软、可像纹身一样贴在皮肤上，可监测体温、血流量和皮肤水分，并直接发送数据（图 1-9）。

另外，大部分的可穿戴设备应用领域也还比较狭窄，功能堆积，同质化严重，一般都只是停留在告诉人们每天消耗的热量、运动时心率、血压、血糖等，或许未来还能监测周围的空气质量，告知用户是否要戴口罩出门。但就宏观角度而言，仅仅基于健康监测的可穿戴设备，基本上只集中在消费领域，但实际情况，它可以为人类做更多的事，给人们带来更多意想不到的惊喜。

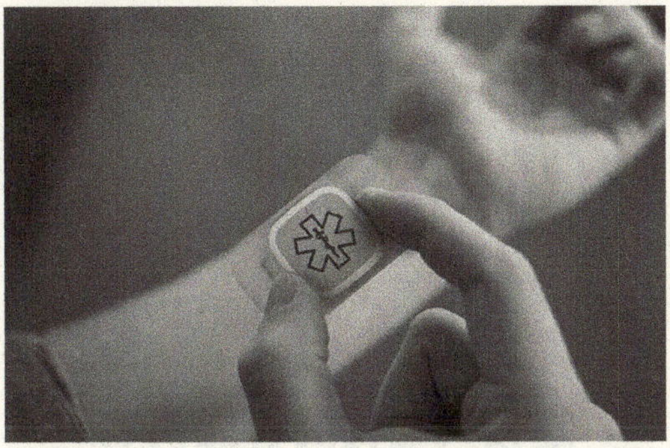

图 1-9 可穿戴纹身

特别是在医疗领域，可穿戴设备将发挥它最大的潜力为人类造福。比如众筹设备 Khushi 项链，可通过 NFC 芯片接受疫苗接种数据，提升儿童疫苗的接种率；OrCam 公司研发的一款智能眼镜可以将附近的信息，包括字母、人的面部、物体、产品、地点、公共汽车号码以及交通灯等信息，传输给有视频障碍的用户，帮助这个特殊的群体更加独立地生活；初创企业 EnChroma 研发的一款智能太阳镜 CxExplorer，可以帮助患有色盲症的人更好地辨别颜色。

除此之外，据麦肯锡全球研究院认为，可穿戴设备在医疗预防护理方面拥有极大潜力，通过持续监测并向医生同步数据，能够降低患者20%的治疗费用。另外，可穿戴设备在创伤后应激障碍（PTSD）、情绪波动监测甚至癌症早期预防，都能够起到一定的作用。

Wearable Medical Treatment 03 连接人与物的智能钥匙

无论未来的智能家居、智慧城市、物联网或是大数据等产业如何火爆，都无法取代可穿戴设备。这些产业都有一个共性，就是只针对物与物相连，解决物与物之间的智能连接与信息化关系。然而这些产业的发展若要实现智能科技为人服务的最终构想，必须借助可穿戴设备实现物与人之间的连接。

现在很多人对可穿戴设备的理解存在误区，总将可穿戴设备带向科技发烧友的宠物路线上，这与可穿戴设备的真正意义有所偏离。在我的认识中，可穿戴设备一个最大的价值，也是区别于智能家居、智慧城市、物联网等产业的最核心的一项价值，在于它是移动互联网时代唯一能承载，并实现人与智能硬件连接的设备。

“未来智能穿戴将取代手机成为世界的中心”，这句话是有一定依据的。虽然，当前的移动端应用，以及智能穿戴硬件本身的一些应用都要基于手机实现，但并不能就此认定可穿戴设备最多也只能算是手机的附属品。

手机与智能家居等硬件在本质上并没有太大区别，只是手机作为一种通信工具，我们赋予了它更多的功能，同时也让我们自己无形、人为地黏上了它。但可穿戴设备与手机之间最核心的区别就在于人与物之间的数据化连接，这是手机无法做到的，也是智能家居、智慧城市、物联网等产业无法做到的。

可穿戴设备可以在真正意义上植入人体，绑定人体，识别人体的体态特征，将人体的一切都数据化、量化。因此，不论是智能汽车、智能家居、智慧城市、物联网等产业，最终要想与人进行有效连接，都必须通过可穿戴设备这把人体的智能钥匙。

可穿戴设备的价值，不仅仅在于它是移动互联网新的价值入口，而是在于，在下一轮的商业浪潮中，智能、移动互联网、大数据等行业，若要与人进行连接，并通过为人解决问题获得商业价值，就必须借助智能穿戴这把人体钥匙才能有效开启，这样一种不可替代的作用。

在此，可穿戴设备当重新被定义，即“可穿戴设备是连接人与智能设备的钥匙”。这个定义将关系到所有在这个领域内的人对可穿戴设备的认识，以及对其真正的价值思考。

Wearable Medical Treatment 04 移动医疗最佳硬件入口

市场研究机构 Transparency Market Research 研究表明，医疗是可穿戴设备最具前景的应用领域，其次是健身和娱乐。Ahadome 预测可穿戴技术在医疗保健领域至少占可穿戴设备的 50%份额。

可穿戴设备将为医疗器械行业带来一场革命，即从微型化到便携化，最后到可穿戴化，不但可以随时随地监测血糖、血压、心率、血氧含量、体温、呼吸频率等人体的健康指标，还可用于各种疾病的治疗。根据 iiMedia Research 数据，预计中国在 2015 年的可穿戴医疗设备市场规模将达到 12 亿元，2017 年将达到 47.7 亿元，年复合增长率达 60%。

而移动医疗最佳的硬件入口非可穿戴设备莫属，它所具备的优势主要有以下几点。

首先，在用户的培养方面有先天优势。

在移动互联网还没到来，真正意义上可穿戴设备还未出现的时候，市场上就已经出现了许多类似设备，例如血压计、血糖仪等。据统计，这些设备在国内每年能够达到几百万台的销售量。

显然，用户对于这类性质的设备，需求量还将不断增长。另外，可穿戴设备的功能已经不是简简单单地停留于测量血压或者血糖，而是更进一步地管理用户的健康，这将进一步激发整个简单医疗测量器械的市场潜力，用户会集体奔向功能更加完善，更贴心的可穿戴设备。

其次，真正解放用户双手。

可穿戴设备将取代智能手机，其最大优势就在于，它能在真正意义上解放用户的双手，成为移动网络新的输入和输出终端。用户不需要打字、动作、发声等传统的任意一种输入方式，只需将可穿戴设备（比如智能手表）戴在手腕上就可以完成输入。可穿戴设备的输入信号已经变成了人体的心跳速度、卡路里、血糖、脑电波等。

第三，不间断地监测用户身体。

只要用户的身体还在运行，那么可穿戴设备就能不间断地通过内置的传感器将数据记录并进行转换分析。或许当下的可穿戴设备，比如眼镜、手表、手环之类的产品会经常被用户摘下来丢在一边，但未来可穿戴设备的发展方向必然是与人体自然融合，不被人体察觉到它们的存在。比如嵌入所有的衣服、鞋子里，甚至人体内部。

第四，一场“化学反应”正在发生。

移动医疗概念已经铺天盖地而来，但至今还没有真正普及，而现在大部分的移动医疗得以实现，靠的是 APP 与智能手机单一的结合，严格来讲，这并非真正意义上的移动医疗，因为其中最重要的数据价值还远未被挖掘与使用。

一场正在发生的“化学反应”，指的就是传感器和物联网技术、移动互联、云存储和大数据分析等先进技术正不断地实现新的突破，并进行集成创新、相互深度融合的过程，而可穿戴设备就是这场化学反应后产生物质的最佳载体。

当这一切技术都发生深度融合后，数据价值的挖掘问题将迎刃而解。未来，智能手环能够时刻跟踪人体各项体征数据，这些数据首先由设备记录，接着通过互联网、云、移动健康平台等生态系统内的配套建设，对数据进行分析反馈，为用户提供有针对性的健康建议，帮助用户预防疾病，或者为有诊疗需求的用户推荐相应的医疗资源。

可穿戴设备时代的互联网入口将不仅仅局限于狭小的范围，而是人所到之处，所触碰的任何东西都可能成为入口，并且这个入口所带来的信息含量及其准确性，也将远远超过传统的互联网入口方式。

就如前文所言，可穿戴设备狭隘一些的定义就是传感器穿戴，用户使用可穿戴设备，并非因为那些如今智能手机都已经涵盖了的功能，而是因为那些由散布于人体各个部位的传感器所产生的数据，在深度分析这些数据的基础上，用户可以随时准确地了解到自己的身体状况，并及时对自己的身体进行调整。

真正意义上的移动医疗，并非是用户可以在任何地方可以和自己的医生交流，接受医生的诊断，而是更进一步的、随时随地的自我诊断。甚至未来所有的医生和病人，都要基于同一个数据分析平台对病情进行诊断，即前期由可穿戴设备记录的数据，再由云计算对数据进行分析的医疗大数据平台。

Wearable Medical Treatment

第2章

国内的医疗现状

伴随着国民经济的发展，人民的生活水平得到逐步提高，对医疗资源的需求也日益增强。因此，卫生服务需求与医疗卫生资源的矛盾日益突显，医疗问题的积重难返亟需“互联网+”的介入，而这一行为的政策氛围以及市场氛围都正在逐渐形成。

Wearable Medical Treatment 01 存在的弊端

医疗资源集中，小病也上大医院

伴随着国民经济的发展，人民的生活水平得到了逐步提高，对医疗资源的需求也日益增强。由此一来，卫生服务需求与医疗卫生资源的矛盾日益突显。

根据国家卫生部门公布的数据显示，我国 80%的医疗资源集中在大城市，而其中 30%的医疗资源又分布在大医院，可以看出地区之间的卫生医疗资源分配严重不均，同一地区不同等级的医院医疗卫生资源的分配差异也很大。而且，农村和城市社区缺乏合格的卫生人才和全科医师，即使城市的一些中小医院也缺乏高水平的医生。这使得老百姓形成了看病无论大小病都要涌向大城市、大医院就医的观念。

这自然导致大医院的一些专家医生每天有挂不完的号，而就诊的对象或许只是个感冒患者。这对于医生医疗水平的提升也是一种阻力，一些时间花费在与自身专攻方向无关的病患身上。大医院的功能本应是收治危重病人和疑难病人，却收治了大量常见病、多发病患者，不仅造成看病难、看病贵，还浪费了大量的宝贵资源。

就北京来说，堪称“全国看病中心”。大量外地人口进京看病就医，使得北京三级医院不堪重负。据统计，日均 70 万外地人奔赴北京就医，毗邻的河北省每年有 700 万人次，甚至感冒发烧都要赶赴北京就医问药。

看病更贵了

2014 年 11 月中国社科院发布《医改蓝皮书》统计数据显示，我国个人卫生支出占卫生总费用的比重虽然由 2008 年的 40.4%下降到 2012 年底的 34.4%，但个人支出上涨了 64.31% 。从这组数据中最直观地让我们看到，之前医改所带来的并不是药费上涨不上涨的问题，而是老百姓支付的医疗费用比重直接上升了，老百姓看病更贵了。

医改思路并不是有效增加医疗服务的总供给，而是控制药物价格，降低药物价格，加强公立医院管理，严管医生违法违规行为，这些手段都是治标不治本的办法。最关键的是，医改在降低药价的同时，提高了诊疗费，说白了，就是“涨诊费降药费”。

这使得相比较医改没有实施之前来说，诊疗费上涨了，就已经部分抵消了下降的医药费，而医药费还不见得一定会降下来。因为有不少医生可能给患者开的不是低价药，不是零差价的基本药物，而是非目录中的高价药，乃至是进口药。即使在很多市场化的药房里，廉价药也普遍摆放在消费者很难找到的柜台角落处或最下方。换言之，“高药费”改为“高诊费”的医改，是新瓶装旧酒、换汤不换药，决定了医改后的看病费用无法真正降下来。

过度医疗

不久前的一项民调显示，超过四成网友认为自己曾遭遇过过度医疗，而选择投诉并挽回损失的不足两成。

比如，我们日常就医时，一些医生经常因感冒这种小病使用抗生素，而且很多以输液的形式。我国不仅是人口大国，同时也是输液大国。根据一些调查数据显示，我国年人均输液达 8 瓶，是世界人均的 3 倍。

我国抗生素人均年消费量约 138 克，是欧美国家的 10 倍。据中国红十字会非正常死亡统计显示，我国每年医疗损害事件（很大部分是不安全用药）造成约 40 万人非正常死亡，是交通事故致死人数的 4 倍。每年约有 20 万人死于抗生素滥用。

如果深究为何会产生这种现象，自然就联想到了中国医疗体系的一大弊病——以药养医。在我国，诊疗费通常很便宜，公立医院里，如果不是老专家的特诊，那么即使是教授级别的主任医生，挂号费也仅有几元钱，普通医生的挂号费更低。

在过去很长时间里，以药养医这种痼疾成为普遍现象，一些大公司的医药代表往往具备很强的游说医院的能力，医生则可通过开单获取相应药品的提成，在这种情况下，卖出越贵越多的药就代表了更多的收益，过度医疗也就自然产生，而这又反过来加重了病人“看病贵”的程度。

医保难保

目前，城镇参保人数已达 5.7 亿，新农合参保人数超过 8 亿。这其中虽有一些重复参保和重复统计，但两者合计后实际参保人数超过全国总人口的 95%以上。也就是说，中国已经基本实现了全民医保。

然后，就现实情况来看，实际的保障水平很低，且医保基金正陷入入不敷出濒临崩溃的状况。比如，门诊目录库内的药物，虽然报销 55%，也就是说，花 100 元看个感冒，可以报销 55 元。但许多医生为了拿更多的回扣，往往会选用非目录内的药物，而目录外的药则都需患者自费，这也就让医保变得毫无意义。

另外，我国医保面临着非常大的支付压力。很多地方都存在医疗费用过快增长的状况。有些地方甚至三五年就能翻一番，导致医保基金不堪重负，收不抵支。根据《中国医疗卫生事业发展报告 2014》数据显示，截至 2013 年，城镇职工基本医疗保险基金收入的年平均增幅为 33.20%，而支出的年平均增幅为 34.39%，预计 2017 年就将出现当期收不抵支的现象，新农合的累计结余将为负数，至 2020 年支出将比当年筹资超支 15.38%。

分级诊疗体系效用低

由于医疗资源的分布不均，大医院经常人满为患，始终处于“战时状态”，医疗纠纷频发，如果能够有效地分流患者，让基层医院也活跃起来，那么问题至少能够得到部分解决。

何谓分级诊疗？一般是指按照疾病的轻、重、缓、急及治疗的难易程度进行分级，不同级别的医疗机构承担不同疾病的治疗。

分级诊疗的好处有哪些？通过分级诊疗服务，一是对于常见病、多发病在基层医疗机构诊治，医疗服务价格更低、起付线更低、报销比例更高，可减轻患者医疗费用负担；二是对于疑难病、复杂病通过大型公立医院与基层联动的预约挂号、预约床位及绿色转诊通道，可缩短在大医院住院候床时间，节约患者时间和费用；三是减轻大医院人满为患的状况，使资源更加合理地使用。

有句网络用语叫“理想很丰满，现实很骨感”，医改热点“分级诊疗体系”实施以来，一直难以下沉到基层，效用并不明显。患者原先往哪里跑，现在还是会往哪里跑。

根据全国政协教科文卫委员赴六省市的医改调研发现，城市大医院门庭若市，门诊量超万人的医院数目大大增加，与之相对应的基层医疗机构虽然人员待遇和设备、硬件得到提升，但依旧“门可罗雀”，十分冷清。

分级诊疗体系效果不明显的关键因素主要在于，基层医院医疗条件不符合患者期望所致。许多有支付能力的患者还是会毫不犹豫地选择大医院，因为相比基层的医院更加有安全保障。近段时间，多次爆出小诊所误诊导致患者死亡等负面新闻，让许多患者更不敢轻易去基层医疗机构就医，更别提是大病重症。

医患冲突不断升级

2012 年 3 月 23 日，哈尔滨一男子李某某因“医生不给看病”，用水果刀将4名医生捅伤。该起案件目前造成1人死亡、3人受伤。

2013年10月25日上午，浙江温岭市第一人民医院三名医生在门诊看病时被一名男子用匕首捅伤，其中一名医生被连捅数刀，经抢救无效死亡。

2014年2月17日上午10时左右，位于黑龙江省齐齐哈尔市富拉尔基区的北满特钢医院耳鼻喉科主任孙东涛在出诊过程中，被突然冲来的一名男子用钝器猛击头部，经抢救无效死亡。

类似这样的事件，每年都会在各地的大小医院上演，医患纠纷不断加重，双方都僵持不下。医生每天看病如履薄冰，胆战心惊，患者因看病的烦琐、昂贵，再加上本身患病的不适，负面情绪总是一触即发。这种双方冲突逐年升级，不断达到一种空前的局面，甚至有些地方还组织了职业的“医闹”群体。

另外，据《中国青年报》最新的调查显示，85.8%的医生表示，因担忧发生医患纠纷，他们在行医过程中为避免医疗风险和医疗诉讼，进行过防御性医疗。即尽量避免没有必要的各种化验、检查，回避收治高危病人，回避高危病人手术及难度较大的特殊处置，带有推脱责任性质的转诊及会诊等。显然，医生的这种防御性医疗既会增加患者看病的负担，也很有可能导致错过治疗时机。这是医患关系持续恶化下，医生群体的一种软抵抗和不作为，也是最难消除的负面效果。

在紧张的医患中，如今很难用一句话概括为谁对谁错，因为实际情况是一旦发生纠纷，医生和患者都难以避免受到严重伤害。

2015年2月6日，国务院发展研究中心副研究员江宇撰文《医改不可犯“颠覆性错误”》，表示医改存在“颠覆性错误”的危险，主要表现在医疗卫生市场化、商业化、私有化趋势取代了公益性、公平性和人人享有基本医疗卫生服务的方向。

多年来，对医改始终有公益性和市场化两条道路的争议。2009 年中央确定了政府主导和公益性方向，但贯彻得还远远不够。基本医疗卫生供给依然薄弱，基本医保不能充分分散患者负担，公立医院仍然在以药养医旧机制下运行，带着公立的帽子，做着逐利的事情，医药费用迅速增长，实际上抵消了基层医改和基本医保的效果，群众负担没有减轻。

医改导致传统医疗体系带给我们的问题越发突出，从以下几方面可以稍作分析。

传统医疗几乎已经走到了尽头，如果不进行改革，必然将导致医患关系的进一步升级。因此，在我看来传统医疗的出路就是积极地借助互联网，乘着“互联网+”医疗的东风，撼动坚固的传统医疗体制。

一方面从国家层面做好顶层设计；二是从医院本身做好改革准备；三是从市场层面做好对接；四是产业链环节上的人员都需要改变观念，迎接变革；五是既得利益者的转变；六是借助于互联网、大数据、人工智能、云平台、可穿戴医疗等新科技时代的产物，重新建立新的医疗生态链，真正实现以患者为中心。

如果国家层面做了“互联网+”医疗改革的顶层设计，而产业链环节中的相关方没有顺势变革，抓住机遇，那么其结果必然是面临被颠覆。

Wearable Medical Treatment 02 医疗卫生不断信息化

随着互联网，移动互联网时代的到来，严谨审慎的医疗行业也终于被这股强劲的风所席卷，不得不被颠覆。2015 年 3 月份，国务院办公厅印发《全国医疗卫生服务体系规划纲要（2015—2020 年）》，该纲要首次提到我国将开展健康中国云服务计划，或将刺激互联网医疗产业快速发展。在改革公立医院管理体制、强化医保支付和监控作用、构建各类医疗机构协同发展的服务体系、加快推进医疗卫生信息化建设等方面大胆探索、积极创新。

2015 年 4 月 1 日召开的中央全面深化改革领导小组第十一次会议，审议通过了《关于城市公立医院综合改革试点的指导意见》。会议强调，要坚持公立医院公益性的基本定位，破除公立医院逐利机制。

未来 5 年，我国将开展健康中国云服务计划，积极应用移动互联网、物联网、云计算、可穿戴设备等新技术，推动惠及全民的健康信息服务和智慧医疗服务，推动健康大数据的应用，逐步转变服务模式，提高服务能力和管理水平。

据预测，自 2012 年以来，中国医疗卫生行业信息化市场保持了高速发展，县医院和社区卫生服务机构的信息化、区域卫生信息化平台建设和各省的公共卫生系统建设成为推动医疗行业信息化发展的主要动力。

移动应用系统开始在大型医院使用，社交媒体继续尝试提供新的医疗服务模式，云计算技术被大力推广并且逐渐应用。有统计显示，2012 年中国医疗卫生行业信息化市场规模约为 170 亿元，比 2011 年增长 21%。至 2014 年，这一市场规模有望达到甚至超过 200 亿元人民币。2015 年医疗信息化市场规模将超过 300 亿元，未来 3 年市场增速有望超过 15%。

公立医院改革继续深入，带动信息系统的升级。实行医药分开的地区从北京和上海向其他省份扩展，医药分开的医院数量增加。随着医药分开的执行，医疗服务项目的定价、计价和监督管理提上日程。医药分开带动医疗信息系统例如 HIS 系统的升级，拉动医疗软件及其服务市场的增长。同时，公共卫生服务和管理得到加强，公共卫生管理信息系统的投入得到增加。

Wearable Medical Treatment 03 国内医疗投资现状

国内医疗市场潜力

有关资料表明，中国的医疗健康支出已成为继食品、教育之后的第三大消费支出，但中国医疗健康产业的总体规模占国内生产总值的比例还不到2%。

2000年以来国内年诊疗人次增长超2倍，近年来增速也一直保持在8%~10%。政府明确提出要把医疗服务行业的市场规模从2万亿提升到8万亿，也就是说每年要增长20%以上，因此行业有巨大增长空间。

另外，长期以来，国内的医疗支出占国民生产总值GDP的比重不足5%，而美国的医疗开支占GDP的比重则达到16%。即使与人均GDP和中国相当的国家相比，我国医疗开支也有很大的上升空间。

根据数据统计，2013年我国健康产业规模接近2万亿元，预计到2017年左右，总体规模将超过3万亿元，我国健康产业迎来高速发展。

在移动医疗领域，艾媒咨询机构的数据显示，2014年我国的市场规模达到了28亿元左右，到2017年，将突破125亿元，年复合增长率达 70%以上。而智研数据研究中心的数据更乐观，其提供的数据显示，到 2017 年底我国移动医疗市场规模将达到 150 亿元左右，其中可穿戴医疗设备的市场规模约为 47.7 亿元。

新老资本开始扎堆圈地

全球互联网医疗在过去 4 年中吸引了大约 80 亿美元的风险投资，部分创新企业得到迅速发展，并成功 IPO，其中包括像 Veeva Systems 和 Castlight Health 这样的交易额达到数十亿美元的大型融资，让这个领域成为风投和收购方最关注的热门领域之一。

据易观智库的数据显示，从 2010 年资本开始关注移动医疗领域，到 2012 年资本开始大量涌入。随着国外移动医疗市场商业模式的成熟和资本投资的热情不断高涨，2014 年国内移动医疗投资也进入热情高涨期（图 2-1）。

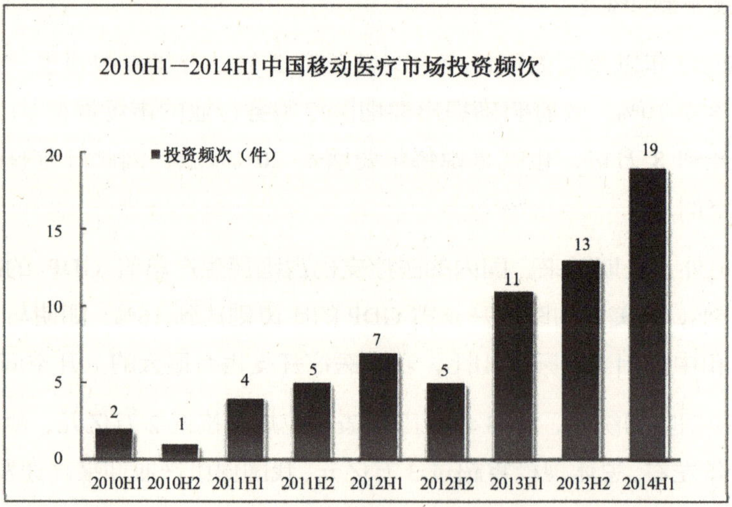

图 2-1

另外，从移动医疗投资额度上可以看出，正在逐年增加（图 2-2）。

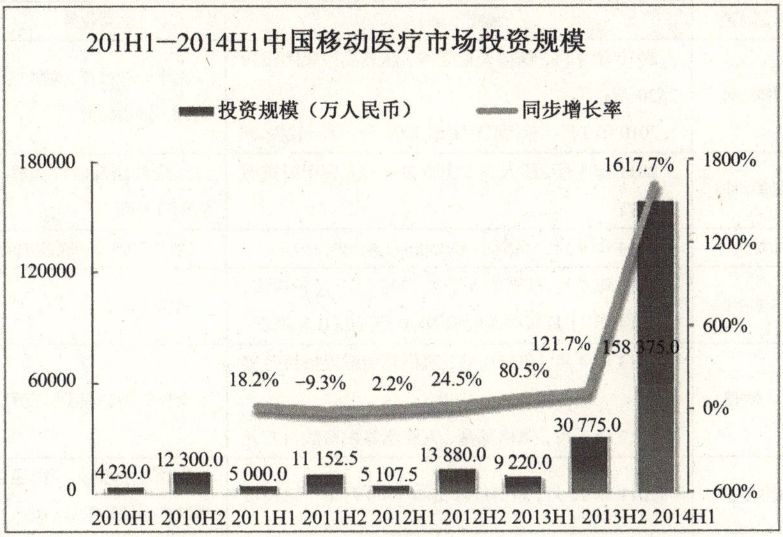

图 2-2

整个 2015 年一季度有 25 家互联网医疗企业获得投资，总融资额 4.08 亿美元，环比增长 78.5%，同比增长 38.7%（动脉网数据），具体可参考表 2-1。

表 2-1

项目名称	融资情况	主营业务
丁香园	2010 年 3 月获得 DCM 首轮 200 万美元投资； 2012 年底，又获得顺为基金领投、DCM 跟投的千万美元 B 轮融资； 2014 年 9 月，获得腾讯 7000 万元投资	在线医疗
春雨掌上医生	2011 年获得蓝驰创投 300 万美元天使投资； 2012 年 9 月，获蓝驰创投 B 轮投资； 2014 年 8 月，完成 5000 万美元的 C 轮融资	以移动医疗为业务方向的移动互联网公司

续表

项目名称	融资情况	主营业务
华医网	2010年9月，获得天堂硅谷、江苏高投集团投资2520万； 2010年3月，获得红杉资本3000万元第一轮投资	医学专业教育、慢性疾病管理、健康教育
奥美科技	2011年3月，盛大资本出资200万人民币投资奥美科技	大众健康及医疗类移动应用开发商
九安医疗	2014年9月，获得小米2500万美元投资	医疗健康电子产品提供商
咕咚网	2011年7月，获得盛大资本2200万元A轮投资； 2014年11月获得深创投6000万元的B轮融资	智能手环
大姨吗	2013年4月，贝塔斯曼、真格基金跟投数百万美元； 2012年6月，真格基金、天使湾等投资数百万元	女性经期护理手机应用
海纳医信	2011年12月，获得红杉资本3000万第一轮投资	向医生提供医疗影像信息软件系统和服务
挂号网	2010年12月，拿到了风和投资、赛伯乐投资的数千万美元A轮融资； 2012年1月，挂号网进行了未透露具体数额的B轮融资； 2014年10月，获得腾讯1亿美元C轮融资	健康咨询及就医指导平台
就医160	2013年5月，获得华欧创投基金数百万元天使投资； 2014年1月，获得启赋资本、北京阿普瑞投资等联合千万元A轮投资； 2015年5月，获得了基石资本的近亿元投资	预约挂号网上平台
卓正医疗	2014年1月，获得经纬中国数千万元人民币的A轮投资； 2015年4月，获得1750万美元B轮投资	一家高品质私人医疗机构
乐源数字	2014年5月曾获得中京电子6000万人民币的A轮投资； 2014年10月，获得因特尔投资的千万美元B轮融资	穿戴式智能核心技术与云开发应用
橙意家人	2014年11月，获得弘晖资本500万美元A轮投资	医疗可穿戴设备公司，主要产品鼾症监测仪

Wearable Medical Treatment 04 BAT布局"互联网+"医疗

阿里的大健康战略

"今后阿里想干的就是健康、快乐两个产业，如何让人更加健康，如何让人更加快乐？不是建更多的医院找更多的医生，更不是建更多的药厂，而是我们（投资）做对的话，30年以后应该是医生找不到工作了，医院越来越少了，药厂少了很多，这说明我们做对了"。从这段马云说的话中可以看出，阿里未来战略的重心将在医疗领域。

2014年1月，阿里联合云峰基金耗资10.37亿收购中信21世纪54.3%的股份，随后不久中信21世纪发布公告称，正式改名为"阿里健康"。由此，阿里正式吹响了进军医疗行业的号角。

2014年5月，支付宝宣布"未来医院计划"，宣告支付宝将对医疗机构开放自己的平台能力，包括账户体系、移动平台、支付及金融解决方案、云计算能力、大数据平台等。同年9月，阿里巴巴还启动了药店O2O项目，与湖北、广东、上海、重庆等多地的连锁药店合作，利用自身互联网支付的优势，重心在于医药电商环节，抢滩药店O2O。

2015年2月，阿里健康云医院平台启动，它被定位为"整合医疗全体系、全链条资源，提供全方位医疗服务的网络平台”。4 月，阿里健康云医院平台网站正式上线。

从 2014 年下半年开始至今，支付宝未来医院计划、阿里健康云医院（名为“医蝶谷”）、云上医院（阿里云）等围绕阿里巴巴大健康蓝图的构想已经开始陆续落地。

1. 支付宝“未来医院”

2014 年 5 月，支付宝正式对外公布了“未来医院”的战略计划。未来支付宝将对医疗机构开放其平台能力，包括账户体系、移动平台、支付及金融解决方案、云计算能力、大数据平台等，以帮助医院在移动互联网时代变得更加高效。

其就诊流程大体是：线上挂号、候诊—线下问诊—线上检查缴费—线下检验—线上取报告—线下诊断—线上药品缴费—线下取药治疗（图 2-3）。

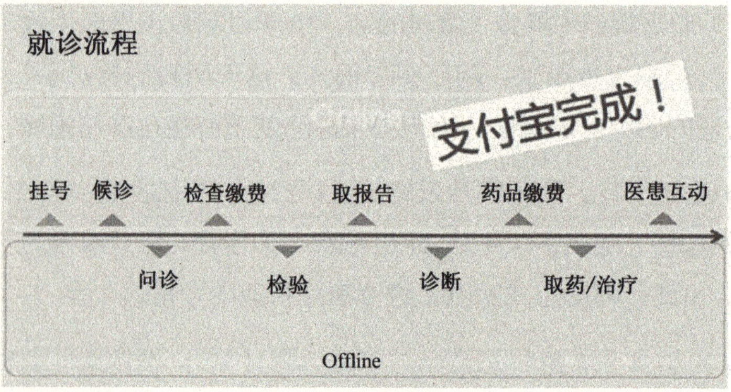

图 2-3 支付宝流程

在医院问诊环节，支付宝还会融合高德地图的室内导航技术，在医院内为患者提供免费 WiFi 服务与室内导航等技术支持，引导用户最省时间地完成就诊全流程，从就诊、检查、缴费到取药等地点。目前阿里已和全国主要城市的近 50 家三甲医院达成合作意向，2015 年有可能超过 100 家医院加入“未来医院”计划。

此外，在全民医保的年代，支付宝“未来医院”还将接入医保实时结算功能。未来，用户只需在使用支付宝付费的时候，缴纳自付部分即可，而医保报销部分则由支付宝实时报销。

2. 首先抢滩医药 O2O

推动真正意义上的“医药分开”的举措，是马云欲打造的医药梦中的重要一环。

2014 年 6 月 25 日，支付宝宣布与中软国际达成合作，主要是为了在医药行业一起试水移动支付业务。其主要目的是通过合作，尝试未来让支付宝钱包进入药房支付领域，为用户购药提供移动支付服务。

支付宝方面透露，会适时将药房的服务纳入整个“未来医院”计划之中，根据医药分离、电子处方等医改政策的推进，推出医药就近配送、慢性病定期送药等服务。此外，线下药房与天猫医药馆未来也会互相打通，用户在线上下单后，线下药房可就近配送。所有医药零售企业均可加入支付宝的“未来医院”计划。

未来患者只需在与阿里健康合作的机构就诊，电子处方即可进入患者的阿里健康 APP，接着打开 APP 就能用处方向附近药店下单，然后在家等待送药上门。

3.“药品安全计划”的另类监管

2014 年 7 月，基于收购后中信 21CN 的相关数据，阿里宣布启动“药品安全计划”，相当于自由市场体制下的监管，这一思路与淘宝目前本身在尝试的思路大体相同。

每一盒药品都有唯一的药品监管码，用户只要使用手机淘宝、支付宝钱包等客户端扫描全国市面上任意 1 盒药品包装上的条形码、药品监管码，就能获得该药品的真伪提示、用法、禁忌、生产批次、流通过程等信息（图 2-4）。在一定程度上将缓解消费者对药品真假和安全的担忧。

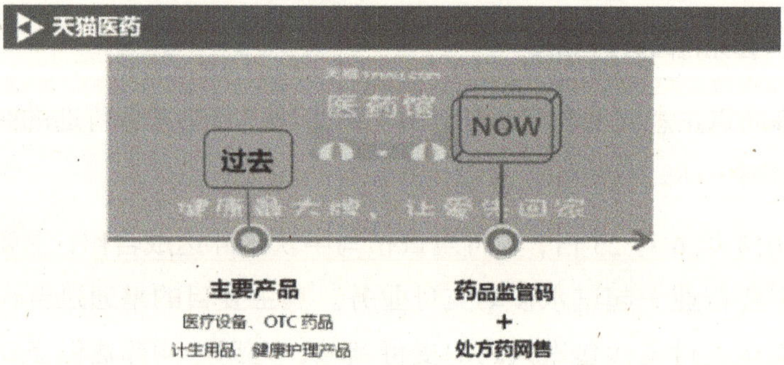

图 2-4

阿里推出药品扫码服务的目的之一，是为医药电商化铺路，但阿里的医疗“野心”不限于此。按其规划，阿里将形成综合的医药数据服务平台，药品流通、功能、消费者购买、用药行为等数据将被整合，最终形成一个健康数据库。在这个基础上，医药企业可根据消费者购买情况生产、储备药品；病人可向厂商定制药品；监管方可实现每瓶药的追踪验证。

阿里“未来医院”的核心是掌控患者就诊全过程的资金流，以及药品消费的渠道流，在此基础上再挖掘衍生商业价值并改变当前的生态格局。

百度“云”医生计划

百度在布局医疗领域，相对于阿里巴巴与腾讯，显得更为谨慎淡定。2013年，“百度健康”上线；2013年6月，百度医前智能问诊平台上线；2013年12月，百度成立智能人体便携设备品牌dulife，次年，发布了Dulife智能穿戴产品；2014年7月，“北京健康云”正式发布，成为全球范围内首家落地的智能健康管理项目；2014年10月，百度推出医生在线咨询服务。

进入2015年，百度在医疗领域更是大动作频出。先是与国内医疗领域的权威机构301医院达成战略合作，共同搭建移动互联网医疗线上平台。其次，百度以“百度医生”APP为连接点，将病人与医疗服务紧密地连接在一起。此外，今年百度还战略投资了医护网，将百度的医疗服务拓展延伸至线下。近日又正式与卫计委达成战略合作，成为其新医改宣传官方平台而再获国家权威部门背书，可谓声势不是一般的浩荡。

百度最大的优势在于其大数据。作为搜索引擎，百度已经积累了大量的数据，在这个基础上，数据的应用场景将变得极具想象力。比如疫情监测、疾病防控、临床研究、医疗诊断决策、医疗资源调度、家庭远程医疗等方方面面，百度在医疗行业要实现的是真正完成互联网的“连接人与服务”。

百度主要围绕着当前患者就诊的“痛点”来布局，也就是国内当前所存在的“看病难”这个大问题。一个病人在“花钱买到看病的服务”之前要大费周折地研究自己的病症，到底适合去什么样的医院和科室，找什么样的医生。

针对这些现象，百度总裁张亚勤指出，医疗行业的最大问题在于地域之间和不同医院之间医疗资源高度的不对称。“百度医生要解决的问题是以最快速度找到身边最好的医生，再利用百度的定位技术，搜索技术及机器精确匹配的技术，让每个人都可以找到最适合你的医生”。

张亚勤认为，百度的大流量可以为医院带来患者用户，医院可为百度医患双选平台提供丰富的医院、医生信息，挂号和其他门诊资源，打造与医疗服务对接闭环。

其次，完成线上线下闭环。百度医患双选平台的线上服务，最终通过医院线下服务团队，为用户提供更好的就诊体验，打通线上线下服务。

第三，完成产品本身闭环。即预约医生、挂号、支付的闭环。

张亚勤指出，移动医疗是未来的发展趋势。除看病这个环节，找医生、约医生、评价医生，以后都可在网上完成，简化整个就医过程。

百度将整合其自身多年沉淀的技术，包括云平台、大数据、支付、定位等技术为各大医院提供支持与改造，以医院为切入点打造医生、医药、患者等环节的闭环。

腾讯“智慧医疗”腾飞

在 2015 年的两会上，马化腾提交的议案中，建议借助社会力量优化网络挂号业务，设立国家层面的“中国大脑”计划。在医疗方面，马化腾特别建议政府将互联网接入当前的医疗体系，全面提升医院的信息化水平，取消部分地区对网络挂号的限制，逐年加大医院在网上挂号的比例，解决民众看病贵看病难的问题。

2014 年底，腾讯狂砸 1 亿 7 千万美元，入主丁香园和挂号网，快速布局互联网医疗领域（表 2-2）。腾讯战略发展部总监江浩然表示，部署互联网医疗主要是为了解决四大医疗痛点：去大小医院就医体验差，医患沟通不畅顺，就医成本问题，个人健康医疗数据的缺失。

表 2-2　投资布局

<table>
<tr><th colspan="2">投资机构</th><th>公司</th><th>轮次</th><th>金额</th><th>时间</th></tr>
<tr><td rowspan="5">腾讯系</td><td>腾讯产业共赢基金</td><td>挂号网</td><td>C 轮</td><td>1 亿美元</td><td>2014 年 10 月</td></tr>
<tr><td>腾讯产业共赢基金</td><td>丁香园</td><td>C 轮</td><td>7000 万美元</td><td>2014 年 9 月</td></tr>
<tr><td>腾讯产业共赢基金</td><td rowspan="2">宾刻普瑞</td><td>B 轮</td><td>2100 万美元</td><td rowspan="2">2014 年 6 月</td></tr>
<tr><td>惊动商城</td><td>天使轮</td><td>数百万人民币</td></tr>
<tr><td>德迅投资</td><td>邻家医生</td><td></td><td></td><td>2014 年 1 月</td></tr>
</table>

腾讯一直以来是社交领域的大佬，在进军医疗领域，恰好借助这一优势开启了智慧医疗的第一步：微信挂号。到目前，全国已经有超过 1200 家医院接入以微信为平台的腾讯“智慧医疗”解决方案，有近 100 家医院采用微信做全流程的就诊，超过 120 家医院支持微信挂号，服务累积超过 300 万患者。

2014 年上线的微信智慧医院，以“公众号+微信支付”为基础，结合微信的移动电商入口，以及用户身份识别、数据分析、支付结算、客户关系维护、售后服务与维权等环节，优化医生、医院、患者以及医疗设备之间的连接能力，简化整个就医流程。

2014 年 12 月 7 日，QQ 健康中心首次亮相，用户通过可穿戴设备接入手机 QQ 的健康中心后，通过开放式的健康管理社交平台，用户可以实时查看自己的健康状况。

微信智慧医院功能包括微信挂号（图 2-5）、候诊提醒、支付诊间费用、获取各类电子报告、就诊导航、即时推送专家停诊通知等，此外还有电子报告微信实时送达、离开医院后的医嘱提醒。从整个流程看，腾讯微信医院包括就医前、就医中、就医后全方位的服务，特别是在医院的这段流程，通过微信方式在很大程度上节省了时间。

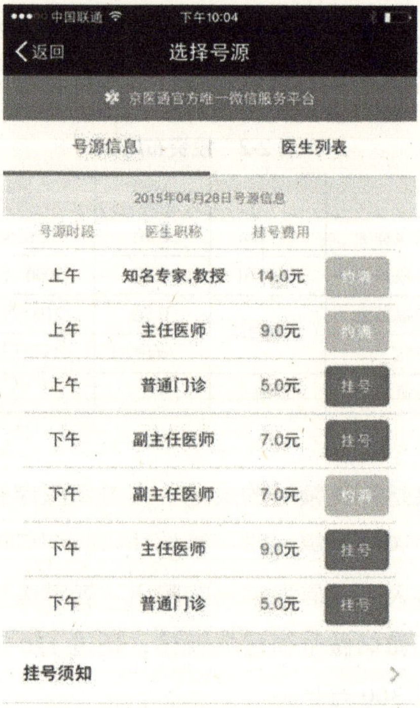

图 2-5

为了更进一步进入互联网医疗领域，腾讯开始在医疗硬件上发力。2015 年 1 月 20 日，腾讯推出了一款名为糖大夫的智能血糖仪（图 2-6），这款智能血糖仪配备 4.0 英寸 IPS 高清显示屏，外形酷似智能手机，支持联网，可自动记录测量结果、微信查询测量结果等。它由腾讯的微信团队设计研发，血糖监测数据归微信管理，当患者血糖不正常时，还会向患者及家人发出预警信息。

腾讯的血糖仪和目前市面上所有的医疗硬件都存在类似的问题，即如何确保检测数据的精确性？但无论如何，也是一次试水，未来整个互联网医疗的兴起肯定不能脱离医疗类的智能硬件。

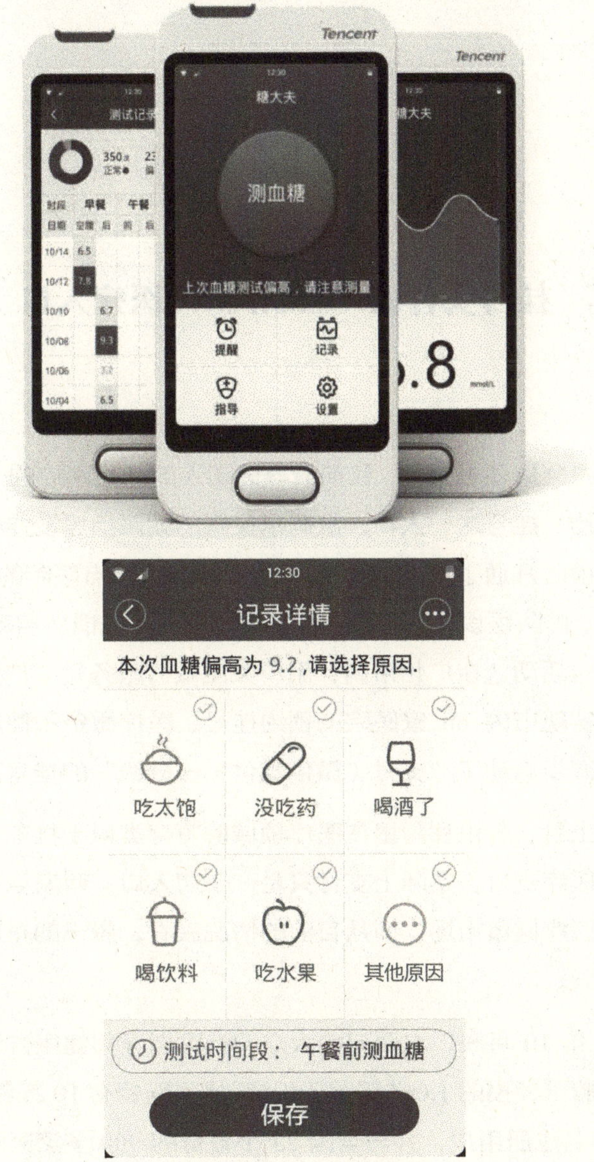

图 2-6

Wearable Medical Treatment 05 挂号支付成“互联网+”医疗入口

不论是阿里还是腾讯，目前最容易切入的就是医疗的“轻”环节，也就是预约、挂号这一入口。从腾讯投资的就医指导及挂号网的情况来看，目前已开通了全国 23 个省份、900 多家重点医院的预约挂号、支付缴费、排队候诊、查询检查报告等功能，并已悄然启动了“微医”挂号返红包活动。在广州市内，用户关注微信服务号“广州健康通”后，可以实现市内 60 家医院的预约挂号、医疗缴费和健康档案管理等功能，同步启动了“支付（微信支付）一分钱”的挂号活动。

表面上看，腾讯和阿里在医疗领域的争夺类似于打车大战，看似都在争夺医疗支付，实际上支付只是一个切入口，两家更看重的是背后庞大的医疗健康市场。而从目前的情况来看，腾讯的布局与阿里、百度都不同。

2014 年 10 月底，主要面向大众的就医指导和健康咨询平台挂号网获得了腾讯领投的 1.065 亿美元投资。挂号网拥有 10 万名合作医生，3700 万实名注册用户，并与全国 23 个省份的 900 多家医院的信息系统实现对接。腾讯的“智慧医疗”计划目的更侧重于从医生这个入口切入，连接医学专业人士、医院和用户，并以此打造“智慧医院”。

发展这一布局，必然离不开包括医患交流、医保绑定、室内导航、层级转诊、商保直付结算、医药购付等，而在医药购付环节更多的则将依托京东来完成，这也是其强大的优势，上述这些环节是腾讯接下来必然完善的环节。

与腾讯不尽相同的是，阿里在互联网医疗领域的布局，除了用支付宝打通所有就医的缴费环节外，还要在医药领域再下一城。随着药品网上第三方销售平台试点、允许处方药网上销售等政策出台，药品网销行业日渐成熟，众多网络巨头发力医药电商平台，对于阿里这个老大哥来说，这正是它们巨大的优势所在。

在国内，互联网医疗领域已经展开了一场市场分割战，但对这个领域虎视眈眈的巨头，决非腾讯、阿里、百度等互联网巨头。BAT（百度、阿里、腾讯的首字平简称）想要独自瓜分国内移动医疗健康领域，小米的雷军、京东的刘强东都不会坐视不管。除此之外，2015 年 2 月，苏宁、国美、当当也表态要插足，让自己拥有互联网医疗的三亩地，进军远程移动医疗。

Wearable Medical Treatment

第3章

可穿戴医疗现状

围绕可穿戴设备医疗市场呈井喷式的发展，放眼国内外，各类相关的融资并购案件呈现逐年递增的趋势；此外，越来越多的商业巨头开始布局这一领域，而这一切都将进一步加速可穿戴医疗市场的形成，并日渐趋于成熟。

从最开始的谷歌眼镜，到2015年的Apple Watch，可穿戴设备领域正在不断加码上演一场又一场美轮美奂的大戏，总是以出人意料的功能和效果给用户带来许多有趣的体验，大众也在这个过程中不断大开眼界。

显然，如今的可穿戴设备已经在科技圈变得大红大紫，不管是谈论物联网还是智能家居，只要涉及智能的产品，可穿戴设备都会牵扯其中，因为它是一把连结万物的钥匙，离开它，谈其他的就会统统失去载体，这就好比一个人失去心脏一样。

特别是在医疗领域，可穿戴设备被看作为最佳的硬件入口，因为它将充分调动用户对健康身体的渴望以及动力，并且有能力满足用户的这种刚性需求，协助他们管理自己的健康，养成良好的生活习惯，而这必将为整个健康管理以及医疗领域带来一场颠覆性的革命。而这个市场的开发在中国正以井喷式的速度发展（图 3-1）。

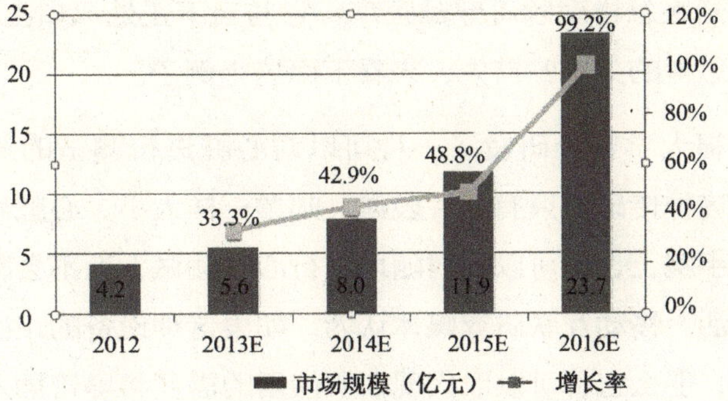

图 3-1　2012—2016 年中国可穿戴移动医疗设备市场规模预测

数据显示，2012 年中国可穿戴便携移动医疗设备市场销售规模达到 4.2 亿元，预计到 2015 年这一市场规模将超过 10 亿元。

Wearable Medical Treatment 01 概念

那么到底怎样理解可穿戴医疗？它与当下正处风口上的互联网+医疗又有怎样的关系？首先，来看下面这个例子。

斯坦福大学曾经研发了一种可以对心脏进行测试的新型可穿戴传感器，这种传感器只有纸片般薄、邮票一样大小，心脏病患者只需把它贴在手腕上，就可以随时随地进行心脏测试，而不会影响他的日常工作生活。移动互联研究媒体认为，如果这种设备的正确度得到标准化之后，那么它将可以取代现在所使用的需要将导管插入到血管才能准确计算血压的方法。

从这个例子中，看到了可穿戴型传感器取代了原来需要进入人体内部的医疗器械，这不仅减轻了被检测者在检测过程中，肉体上要承受的痛苦，同时，在未来，在精准度方面，这种利用传感器进行检测的方式将超越传统的检测方式。

换句话而言，可穿戴医疗就是传感器医疗，再辅以无线通信、多媒体等技术，散布在人体的各个部位，能够实时地检测人体各项体征，达到预防疾病的效果。而一旦用户生病需要就医时，设备能够自动借助用户完成整个诊疗过程并发回报告，甚至能即时送药上门，整个过程可能是在患者还不知道自己已经生病的情况下完成的。最后在就医后，设备能根据医嘱为用户合理安排饮食、作息等，使就医用药效果达到最佳。

总而言之，可穿戴医疗是一整套系统，一个巨大的平台。任何一个环节未打通，都难以使可穿戴在医疗领域的价值发挥到最大。就当下推出的比如手表、手环、服饰及鞋袜等日常穿戴设备，虽然可以测量用户的各项生命体征，但还只是停留在前期的健康管理阶段，远未真正进入整个可穿戴医疗领域。对于可穿戴设备而言，医疗领域才是它能发挥最大价值的地方，健康管理只不过是刚踏出去的第一步。

可穿戴医疗包含于互联网医疗之中，同时可穿戴医疗也是互联网医疗的核心，因为唯有可穿戴设备才能支撑起整个互联网医疗，离开可穿戴设备谈互联网医疗绝对是空洞、不实际的。互联网医疗中的电子病历、远程诊断、样品数据采集研究等都离不开可穿戴设备。

可穿戴设备最大的优点在于它可不受时间地点的限制，便捷地储存个人的健康信息，用于将来的分析。对于个人，未来的潮流应该是所有人都有自己的设备与序列号，就像身份证一样，用它可以管理个人健康。

Wearable Medical Treatment 02 获 PE/VC 青睐

据了解，在可穿戴设备中，以智能手环最为耀眼。市场研究公司 Canalys 估计，2014 年到 2015 年可穿戴手环全球出货量将增加 129%，达到 4320 万台，像 Apple Watch 这样能够运行第三方应用的智能手环和智能手表出货量将达到 2820 万（图 3-2）。2017 年这一数字还将扩大到 4500 万。

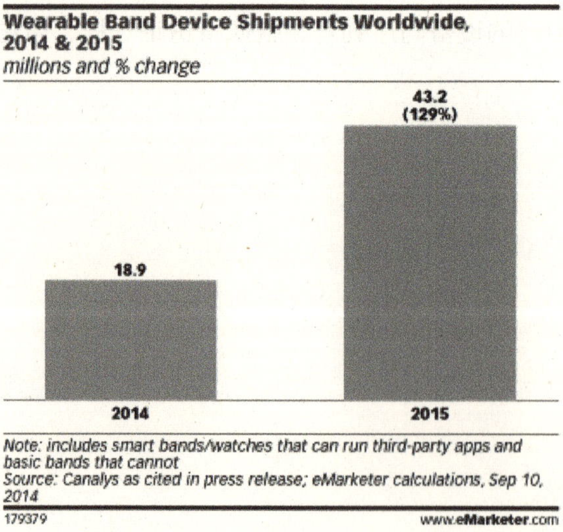

图 3-2

智能腕带界的大佬 Jawbone 目前市值达到约 30 亿美元（图 3-3），总融资额超过 7 亿美元。2015 年初，Jawbone 在之前的基础上又完成了一笔 3 亿美元的融资，投资方是著名的贝莱德集团（BlackRock）。这家总部位于美国旧金山的公司，三大标志性产品是蓝牙耳机、扬声器和 Up 智能腕带。

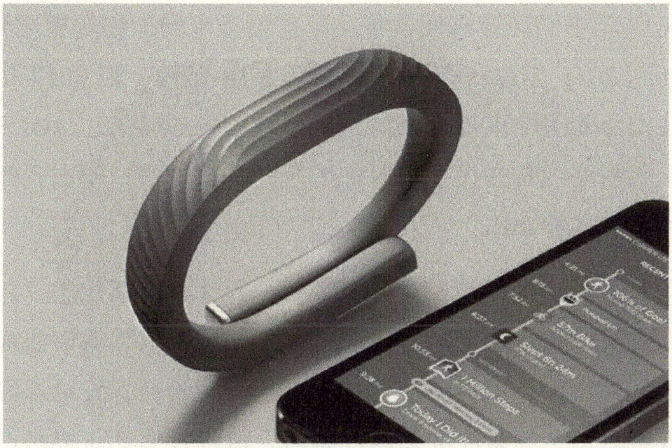

图 3-3 Jawbone 智能腕带

此外，主打智能手环的可穿戴设备创业公司 Fitbit 在 2015 年 5 月申请上市，希望筹集到 100 万美金。帮助他们募资的投行有摩根士丹利、德意志银行、美国美林证券。这家 8 岁的公司很有可能成为第一家上市的专业可穿戴设备公司。

Fitbit 在招股书中表示，他们的用户群体大约有 9500 万，这其中包括拥有价值$50 的年卡的会员、有可穿戴设备的用户、有 Fitbit 账户的账户、在 Fitbit 数据中心上传过个人数据的人。2015 年 3 月，Fitbit 发布的个人训练 APP 已经在 iOS 平台上拥有 200 万用户。

对于一家专门做智能手环的公司而言，有这样的成绩和举动确实让整个智能硬件领域沸腾了一把。

艾媒咨询分析认为，随着可穿戴设备市场的逐渐升温，可穿戴设备在医疗领域也将取得快速发展；随着人们对于自身健康重视度的增加，可穿戴移动医疗设备市场规模将不断扩大。

ABI 公司调查数据显示，2012 年大约有 3000 万的无线可穿戴式健康传感器应用在医疗电子领域，这个数字比 2011 年增长了 37%。同时，2012 年中国可穿戴便携移动医疗设备市场销售规模达到 4.2 亿元，预计到 2015 年这一市场规模将超过 10 亿元，到 2017 年，中国可穿戴便携移动医疗设备市场销售规模将接近 50 亿元。ABI 预测，用于远程病人监控以及在线专业医疗的应用将在 2017 年占到整体可穿戴无线设备市场的 20%。

移动互联网、可穿戴设备、大数据、云计算等新技术，正在不断颠覆我们对医疗的认知结构，传统的医疗器械和医院的商业模式将逐渐被更加便捷智能的器械所取代。而就这一大趋势，无论是国内还是国外，大量的资金都将流向新医疗领域，特别是借助可穿戴设备的医疗软硬件领域会成为接下来投资的方向之一。

现在发力可穿戴医疗的公司主要有两类，一类是初创型的公司，他们通常侧重于炒热概念，吸引风投的关注和投资，他们主要选择一些娱乐级的轻智能型医疗设备，其中有一部分成功了，但大部分最后会难以维持下去；另一类则是传统企业，主要关注可穿戴设备的产业化和方向性决策，考虑能不能赚钱，于是选择专业级的医疗设备。

按照 GSM 对移动医疗行业测算标准，医疗设备厂商和内容与应用提供商占比约 39.83%，预计到 2017 年，中国可穿戴便携医疗设备市场销售规模将接近 50 亿元（图 3-4）。

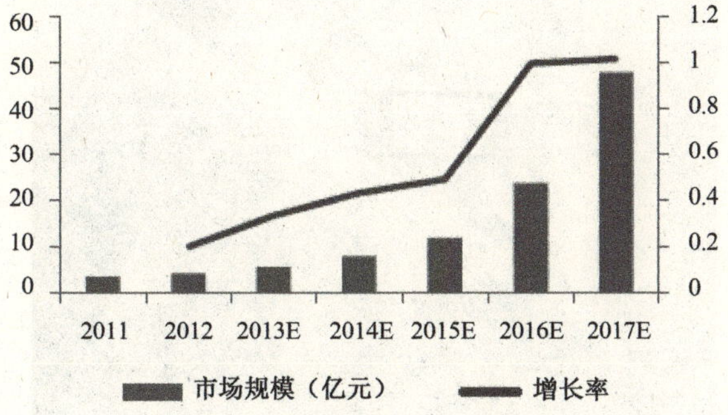

图 3-4 中国可穿戴便携医疗设备市场规模

可穿戴医疗领域发展前景虽然美好，但最终还是要靠资本和技术来推动。在刚过去不久的 2014 年，在互联网医疗领域，大数据分析、消费者参与、数字化医疗设备、远程医疗、个性化医疗、健康管理这六大类企业不断获得更多的投资。

近几年，国内外在可穿戴医疗领域影响比较大的几起投融资如下。

1. 康康血压仪

康康血压仪（图 3-5）是一款软硬结合的高血压监测和指导工具，主要使用一款上臂式佩戴的血压仪硬件采集血压和心率数据，与云端模型进行比对后，通过 APP 向用户反馈运动、饮食、用药和就医等健康指导。

2013 年，康康血压仪获得了 400 万的天使投资。2014 年初，又完成了一笔 3000 万人民币的 pre-A 轮融资，这轮融资的支出方向比较明确，60%到 70%将在今后两年投入产品研发，而剩下的部分则作为市场费用进行用户教育和培养。

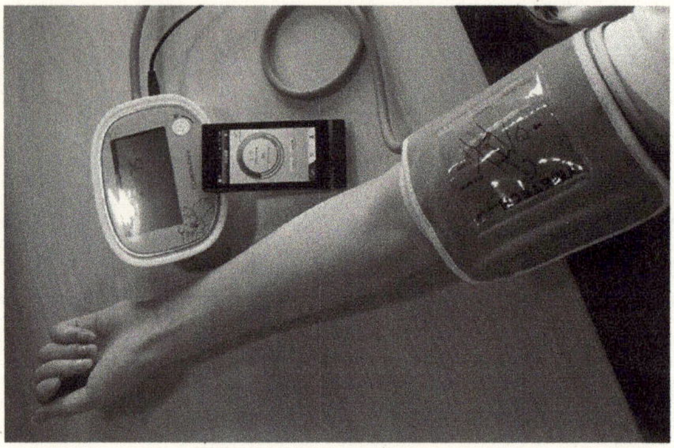

图 3-5　康康血压仪

2. 橙意家人鼾症监测仪

2014 年 3 月，橙意家人发布了用于医疗的鼾症监测仪，主要针对于睡眠呼吸暂停综合症的初筛。除此之外，橙意家人还与三甲医院共同成立了睡眠呼吸暂停综合症社区筛查中心，布局健康社区以实现“私人医生”的服务模式。

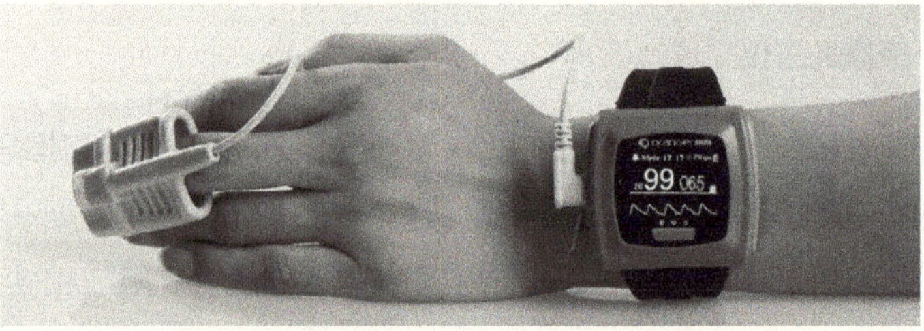

图 3-6　橙意家人鼾症监测仪

2014 年底，“橙意家人”获弘晖资本 500 万美元 A 轮投资。该轮融资将用于加强技术积累，同时布局 O2O 健康社区，为用户提供一站式的健康解决方案和更舒适的使用体验。

3. 华米科技小米手环

华米科技，成立于 2014 年 1 月，是一家从事智能穿戴、身份 ID 以及人体数据的智能硬件设备与服务公司。该公司成立之初，就已获得小米科技和顺为基金的数千万元人民币的 A 轮投资。

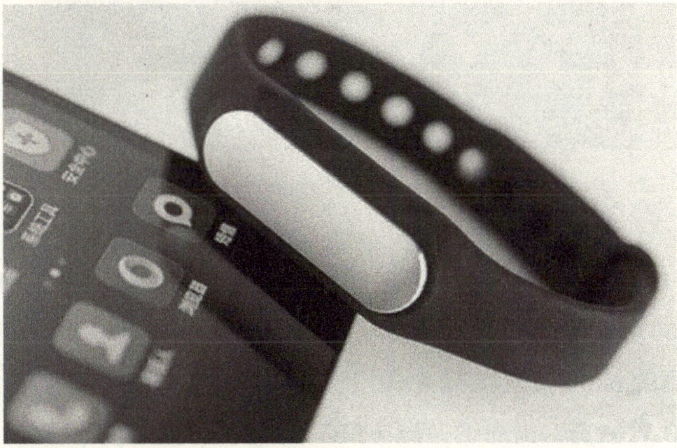

图 3-7 小米手环

在小米的生态链中，唯有华米科技是从事可穿戴设备的公司，主打产品就是小米手环。2014 年 12 月，华米科技宣布获得 3500 万美元的 B 轮融资，由高榕资本领投，红杉资本、晨兴资本、顺为资本跟投，融资后估值超 3 亿美元。

数据显示，截至 2014 年 11 月底，小米手环凭借着强大的营销能力和抄底的 79 元价格，在三个月内的出货量已达 100 万台，是现在市场上占有率第一的可穿戴设备。

4. 成都乐动咕咚手环

成都乐动信息科技公司旗下产品的咕咚手环（图 3-8），能够结合手机 APP 监测用户运动睡眠等，并在云端建立个人健康档案。

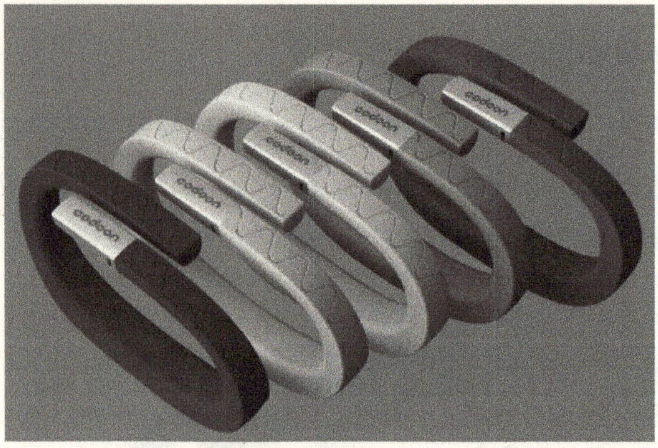

图 3-8 咕咚手环

2011 年 4 月，可穿戴式设备数据平台服务商咕咚首先获得了盛大资本 2200 万人民币的天使投资；2014 年 3 月，咕咚获得了深创投、中信资本的 6000 万人民币 A 轮投资；2014 年 11 月，获得了 3000 万美元的 B 轮融资，由海纳亚洲（SIG）和软银资本共同投资。

5. 乐源数字智能手表

乐源数字成立于 2011 年 5 月，是一家致力于穿戴式智能核心技术与云开发应用的创新型科技企业，旗下的智能手表业务涉及智能养老、健康管理、时尚运动三大领域，为智能养老、个人健康、户外运动实现终端服务，产品有 FashionComm 智能手表、蓝牙手镯等。

2014 年 5 月，乐源数字获得了中京电子 6000 万人民币的 A 轮投资；同年 10 月，获得因特尔投资的千万美元 B 轮融资。

6. 九安医疗血压和血糖测量仪

九安医疗旗下的子公司 iHealth 的研究领域主要在基于健康大数据的医疗平台、产品以及以血压和血糖测量为单一功能的血压和血糖测量产品（图 3-9）。

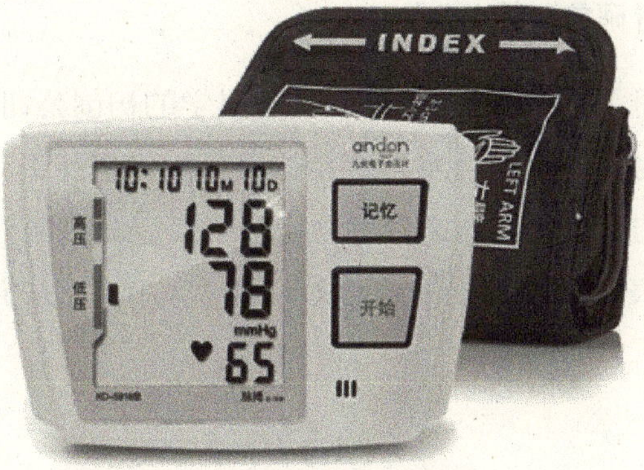

图 3-9 九安医疗电子血压仪

2014 年，iHealth 宣布获得小米科技 2500 万美元的 A 轮投资。未来，iHealth 与小米公司在用户体验、小米电商和云服务方面开展深入合作，共同打造移动健康云平台，成功填补了小米硬件集群概念里医疗硬件的空位。

7. 健康可穿戴平台 Scanadu

据了解，Scanadu 有 NASA-Ames 研究中心的血统，其具有测量心率、血压和体温功能的医疗设备 Scout，在不到一个月的时间里获得 160 万美元融资，一举打破 Indiegogo 众筹平台的闪电融资纪录。

另一款 Scanaflo 的工具，用于检测尿液中是否有血细胞等物质，或是否有怀孕、感染 STD 的迹象，并把检测结果上传到用户的智能手机里。

2015 年 4 月 29 日，主打健康设备的美国创业公司 Scanadu 宣布获得 3500 万美元的 B 轮融资。此轮投资由复星国际和腾讯领投，中国宽带资本和新加坡通环创业投资公司参投。目前，该公司的融资总额已达到 4970 万美元。据悉，这笔投资将用于设备的推广和测试，还将助力于 Scanadu 申请 FDA 的商用手持医疗设备许可。

8. Ybrain 阿兹海默症患者

韩国公司 Ybrain 是一家针对神经科学的初创公司，成立于 2013 年。其专门为阿兹海默症患者研发的设备为一个头带（图 3-10），通过嵌入前端的两个传感器来发射电子信号，以此刺激大脑活动。同时目前的试验表明，该设备的治疗效果比现有的口服药物要高 20%到 30%。

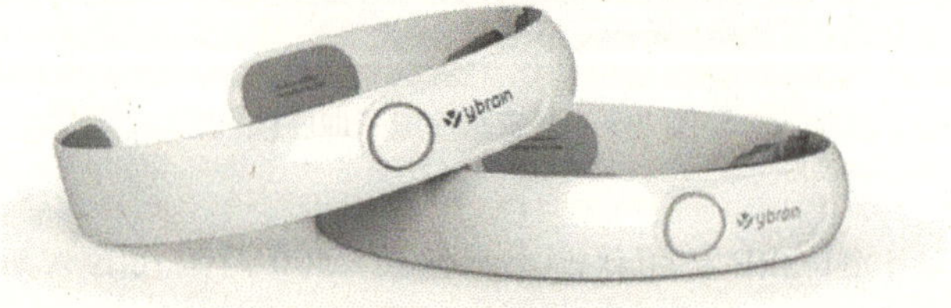

图 3-10 阿兹海默症患者头戴设备

2014 年，Ybrain 获得了 350 万美元的 A 轮融资，总融资额达 420 万美元，联合创始人 Seungyeon Kim 表示，所得资金将用于临床实验和制作可穿戴设备。

9. Glooko 糖尿病管理平台

Glooko，创建于 2011 年底，它使用户通过 APP 和手机连接线把血糖仪中的数据接入手机中，进行记录、跟踪、统计分析（图 3-11）。2014 年，Glooko 获得了三星等 700 万美元的 A 轮投资。

2015 年，Glooko 再次拿到 1650 万美元新一轮融资，投资方中出现了美国知名硬件厂商 Medtronic，因为其生产的胰岛素泵在美国的市场占有率约为 60%，Medtronic 又被称为糖尿病领域的“巨擘”。

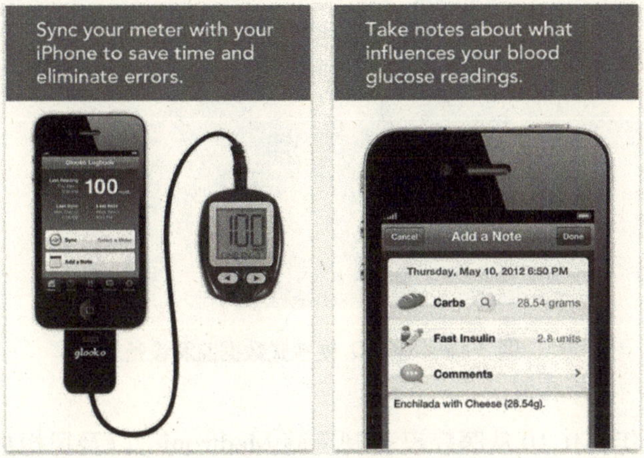

图 3-11 Glooko 糖尿病管理平台

10. Raiing 睿仁医疗

北京睿仁医疗科技有限公司是一家无线医疗产品开发商，主要做基于移动互联网的医疗生理参数无线监测解决方案。其创始人郑世斌曾在日本日立、美国泰科医疗、德国万曼等公司任职，有多年的 OEM 和 ODM 经验。

其主要产品有 iThermonitor 儿童智能体温计，能够 24 小时持续监测孩子体温。

2014 年， Raiing 睿仁医疗获得了 1000 万元的天使投资，北软天使领投，英诺天使基金、戈壁投资、PreAngel、青年天使会等跟投。

11. MC10 便携式数据监测设备

MC10 成立于 2008 年，是一家主打医疗健康监测的电子产品研发公司，主打产品为各类轻巧、灵活、可随身携带的医疗数据监测设备，这些电子产品可植入人体之内，也可用于人体之外，能够采集和监测人体血压、大脑活动、肌肉、水分含量等信息（图 3-12）。

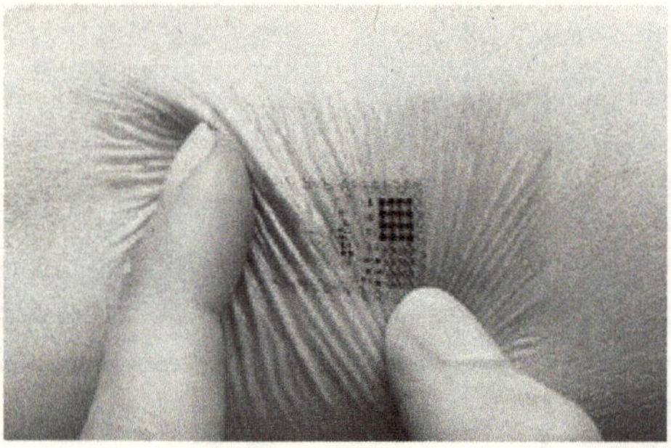

图 3-12　MC10 便携式数据监测设备

2012 年，MC10 从医疗设备制造商 Medtronic，以及风投机构 North Bridge Venture Partners 和 raemar Energy Ventures 等处获得了 100 万美元融资，用于开发隐形健康监测电子产品。

2014 年，该公司日前已获得 2000 万美元 D 轮投资，由 Medtronic、North Bridge Venture Partners 等联合投资。

12. Augmedix

Augmedix 是一家向医生推广 Google Glass 使用场景的初创技术公司，其产品和服务可以直接将电子健康记录推送到医生的 GoogleGlass 系统，然后，医生可以在该系统上直接使用语音指令、获取病人的重要信息。他们在 Google Glass 平台上开发了一款 APP（图 3-13），能将病患的基础数据资料显示在 Glass 上，比如心率、血压、脉搏等。

2014 年，Augmedix 获得了 730 万美元的风险投资，投资方包括 DCM、Great Oaks Venture Capital、RockHealth 以及一些个人天使投资人。

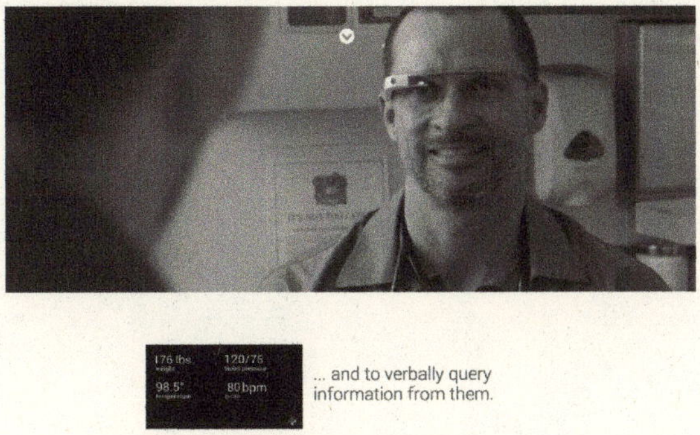

图 3-13　专为 Google glass 开发的 APP

13. 37 健康（慢性病管理平台）

37 健康是一个慢性病管理的健康服务平台，以高血压为切入点，专注于构建高血压病人需求的健康管理服务平台，产品为血压管家APP。

在创业孵化器厚德创新谷 20 万元种子期投资后，2014 年 3 月，37 健康获得了天使轮千万级人民币投资，投资方包括秉鸿资本、五岳资本、英诺天使基金、北软天使基金、天使投资人等。

Wearable Medical Treatment 03 国际巨头布局

谁愿意在这样一种极具市场潜力的新型事物面前失去主动权？对于科技领域的大佬们而言，他们除了抢占先机，立足市场之外，没有任何其他多余的选择。可穿戴健康正在医疗领域点燃行业创新与挖掘的原始热情，国内外的IT巨头纷纷发力这个领域，特别是在国际上，苹果、谷歌、索尼等行业巨头们早已在这片新的领域上蠢蠢欲动。

从健身指标的跟踪到疾病数据的监测，从私人化的健康细节管理到系统性的医疗保险服务的方案出具，科技化的大健康管理正在通过可穿戴设备走进现实。

分析人士认为，尽管目前可穿戴设备仍然停留在智能手表、手环等前端信息消费产品领域，且配合智能手机应用的技术发展节奏尚属起步阶段，但由于人们对健康关注的需求确定，加上能够帮助人们节约医疗成本、缩短诊疗流程，可穿戴技术在颠覆健康医疗模式上将具备巨大潜力。

但随着国际IT巨头的发力，可穿戴领域内的平台以及数据分析等生态圈因素正不断完善，分别以下列几家巨头对可穿戴医疗领域的布局为例，做一个简单的介绍与分析。

谷歌：引爆可穿戴医疗

2012年4月，谷歌公司用一款拓展现实的智能眼镜引爆了整个智能穿戴产业，这款眼镜至今难以进入消费级市场，表面看来可能是谷歌认为它还不够成熟，不急于推出，或者也可能是用户因隐私被暴露抵触所致，但根本原因，是谷歌在于借助谷歌眼镜谋求背后的大数据，而这一向是这家搜索公司最大的野心，同时它也具备最大的优势。

1. 以搭建平台取胜

谷歌除了轰轰烈烈的硬件产品谷歌眼镜，还有专门为可穿戴设备搭建的平台 Android Wear。

在2013年，谷歌收购一个名为 WIMM Labs 的智能手表公司，位于美国加州，这家公司在多年前首先开发了一个面向可穿戴显示产品的基于 Android 的开发者平台，2011年开发了一款以这个平台中心的智能手表，开发者可以通过这个平台开发符合这款智能手表的应用。

谷歌对这家公司的收购不仅是因为其可以提供研发智能手表的人才和技术，更多是看重其自行研发的为消费者智能手表产品量身定制的 Android 应用平台。

2014 年谷歌推出了首个真正意义上的可穿戴系统平台 Android Wear，从这次收购的目的可以看出，谷歌从一开始就没有准备以可穿戴硬件取胜，而是以平台的搭建从大数据入手来抢占可穿戴设备的市场。

在2014年6月的 Google I/O 开发者大会上， Google 发布了其健康追踪应用开发平台 Google Fit（图3-14），并于同年10月正式推出了 Google Fit 应用程序。Google Fit 与苹果 HealthKit 解决方案类似，也提供了一个管理中心来检测用户的健康目标和运动数据。另外，第三方健康监测器和应用也可以接入谷歌这个平台，并且输入数据。升级后的 Google Fit 平台提供了 100 种新的健身活动供用户选择，而最初的版本中只有跑步、步行和骑车三种，这次新版本提供的运动包括羽毛球、篮球、足球、健美体操、冰壶、击剑、远足、跳绳、滑冰、跆拳道、水球、赛艇、沙滩跑步、冲浪、排球、瑜伽等，可以说是同类健身平台中最丰富的（图 3-14）。

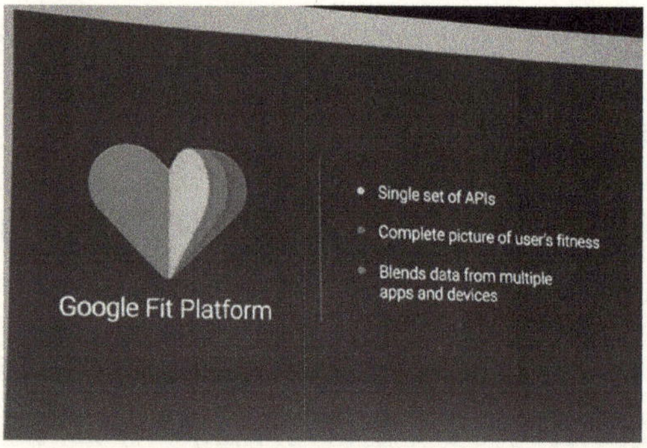

图 3-14　Google Fit

2. 引爆可穿戴医疗

谷歌在借助谷歌眼镜引爆可穿戴产业后，又借着这副神奇的眼镜继续引爆可穿戴产业的核心——健康医疗。

谷歌眼镜在被普通消费级市场“拒之门外”之后，便立即折返进入企业应用中，特别是在医院中的使用尤其频繁。

2014 年 6 月，位于加州山景城的电子病例公司 Drchrono 为谷歌眼镜开发了一款新的应用，并称之为首个“可穿戴病例”（图 3-15）。医生只需在 Drchrono 注册，即可免费下载使用这款为谷歌眼镜设计的 APP，用它来录制看病或手术过程，当然事先需要征得患者的同意。

录制的视频，照片和笔记都存储在病人的电子医疗记录或基于云存储和协作的 Box 云盘中，患者可以随时查阅。

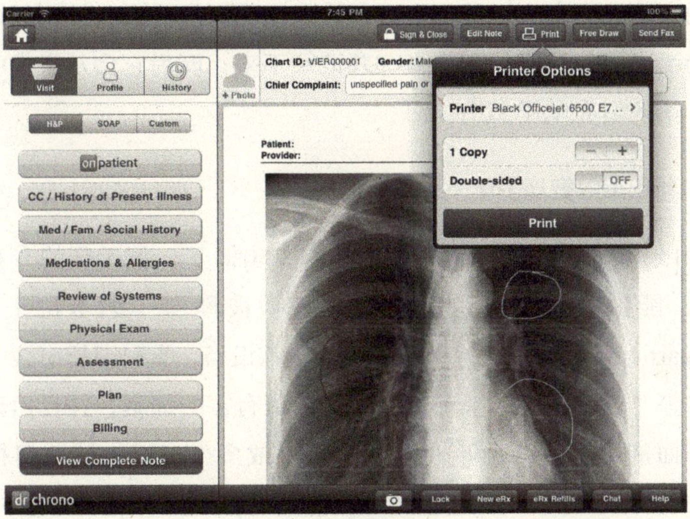

图 3-15　可穿戴病例

国外一家名为大脑能量（BrainPower）的初创公司目前正在研发一款针对自闭症儿童的谷歌眼镜 APP，该程序能够在谷歌眼镜中播放时下最流行的卡通片人物或者场景图片，当自闭症儿童在佩戴谷歌眼睛同其他人交流时，谷歌眼镜能够显示出不同的卡通画面以表达出佩戴者所想表达出的语言和心情。

如果佩戴者希望同对方进行眼神交流，那么只需看着对方的眼镜，此时谷歌眼镜自动会切断卡通画面的播放而直接显示对话者的面部。佩戴者通过这样的方式能够为自己获得积分，就像孩子们所熟悉的视频游戏中的关卡那样。大脑能量公司研发的另外一款谷歌眼镜的应用程序能将佩戴者的注意力集中到对话者的眼睛上，因为研究发现自闭症的儿童在同他人交流时会更多注意说话人的嘴部动作。

谷歌眼镜还能增强外科手术中的现实感，为医生提供全身的图像信息，降低外科手术失误率；能对病房门、药品及医疗设备上的二维码进行扫描，以即时更新和同步正确的患者医疗记录；可以接管手术室中的大部分文书和记录工作，谷歌眼镜的摄像头会持续不断地拍摄医生的手术操作，画面和声音一并记录下来；而后它会从录像中提取数据，帮助填充电子病历。

3. 推出治癌智能手环

2015 年，谷歌向世界知识产权组织申请了一款手环的专利（图 3-16），能破坏血液中的癌细胞。这项被称作“纳米粒子电泳”（Nanoparticle Phoresis）的专利描述的这款设备，能利用超声波或无线电频率等“外部能源”锁定人体中对健康有害的细胞，并且自动修改或破坏血液中对健康有不利影响的一个或多个目标。这些目标包括酶、激素、蛋白质、细胞或其他微粒，当这些目标存在于血液中时，会对用户的医疗状况或健康产生影响。

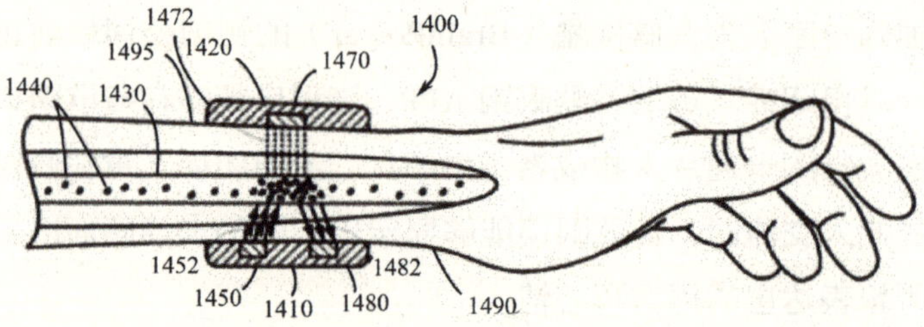

图 3-16　谷歌手环专利

智能穿戴最核心的价值就是健康医疗，谷歌最新的专利方向，正在展示其要向可穿戴医疗领域深度挺进。这个领域不存在所谓的智能穿戴产品有无痛点和刚需一说，只要人们想好好地活着，或者想活得好一点，久一点，就会激发更多的人和企业、资金关注可穿戴设备领域，因为它是连结人与智能最佳的钥匙。

谷歌这次被挖出来的专利到底预示着什么呢？如果说谷歌眼镜是为了让智能穿戴从科幻片中走出并走入大众视线，那么谷歌智能手环是为了真正让人们明白智能穿戴的内涵，就其专利中所显示对医疗所产生的变革，足以影响这个时代。

最关键的是谷歌智能手环告诉人们不要再去扯那些手机与智能穿戴之间的事情，我很早就说过智能穿戴干掉手机那只是时间问题，并且未来的重点一定是在智能穿戴上。如果说移动互联网时代的重点是手机，那么物联网时代的重点一定是智能穿戴。

并且我认为可穿戴医疗这个产业将会被激发，不论是媒体还是资本的关注度都将会转向可穿戴医疗这个产业，包括一些体内可穿戴设备，比如纳米机器人等对抗癌、治癌的技术。

“未来 30 年所有的疾病都将被治愈，我们这代人将可能永生”，张朝阳讲这个话，或许一些人不敢相信，但面对谷歌智能手环专利的爆料，人类可能距离永生真的仅一步之遥。

苹果：打造健康医疗平台

1. 广招医疗传感器专家研发可穿戴式设备

从 2013 年开始，就有媒体披露苹果公司开始招聘医疗传感器方面的专家，其中不乏科学家、工程师、生物医学技术专家、葡萄糖传感器和大众健身专家等。

2014 年初，又有两名在该领域颇有成就的专家加入到苹果手表硬件研发小组，分别是新创公司 Sano Intelligence 的南希 ·多尔蒂（ Nancy Dougherty ）和医疗设备公司 Vital Connect 的研发副总裁拉维 ·纳拉辛汉（Ravi Narasimhan）。

南希·多尔蒂原先在 Sano Intelligence 公司负责硬件产品的研发工作，Sano Intelligence 的主打产品是一款无须抽血的微型血液分析仪，苹果希望南希·多尔蒂能够将她丰富的产品设计研发经验用于自家的如 Apple Watch 这样的可穿戴设备上。

2. 打造健康管理平台 HealthKit& Researchkit

2014 年 6 月 2 日召开的年度开发者大会上，苹果发布了一款新的移动应用平台 HealthKit（图 3-17），它可以整合 iPhone、iPad 或者 Apple Watch 以及其他健康应用的数据，如血压和体重，并对这些数据进行分析和反馈。

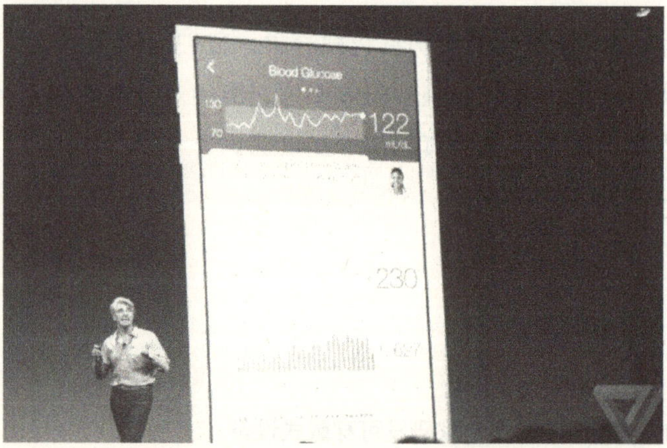

图 3-17 WWDC 2014 苹果发布医疗健康数据管理平台 HealthKit

在苹果最新的 iOS 8 系统中，内置的 HealthKit 健康平台已经获得了许多第三方应用程序和健身追踪可穿戴设备的支持，比如 Jawbone Up、MyFitness Pal（图 3-18）、WiThings Health Mate 等，目前加入数据整合的应用已达 900 多个。

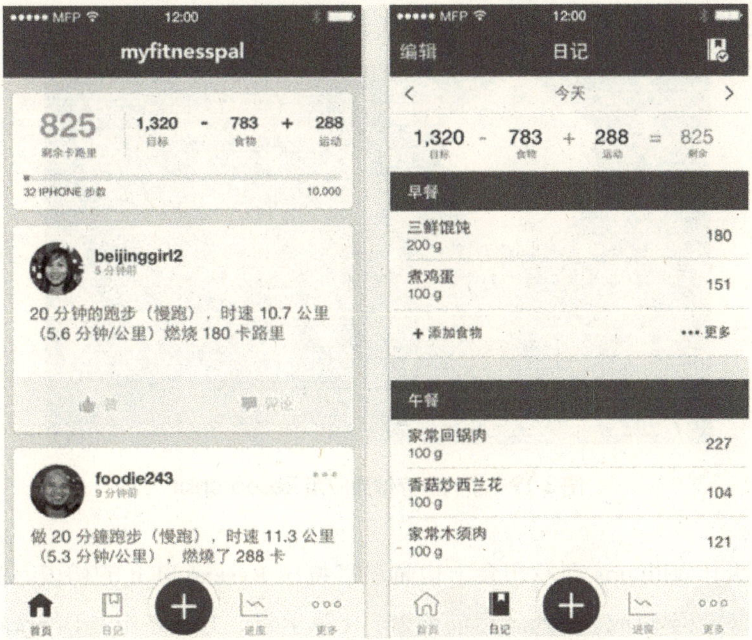

图 3-18　MyFitness Pal

除此之外，苹果公司已经与美国多家顶级医院达成协议，比如杜克大学医学中心（Duke Medicine）和奥克斯纳健康医疗体系（Ochsner Health System）、Mayo Clinic 等。不久前，洛杉矶的 Cedars-Sinai Medical Center 更新了医院的电子病历系统，将超过 80000 名病人资料导入苹果的 HealthKit 系统，是目前规模最大的一次。

HealthKit 在做的是将源自各种应用的健康相关数据整合起来，与电子病历结合，可以在医生诊断时提供更多参考；或者，通过实时追踪提供如报警等辅助功能。显然，目前这些数据会对医生带来有效作用。

2015 年 3 月 10 日，苹果公司在美国旧金山召开的春季发布会上，其 COO Jeff Williams 又宣布推出了一款新的医疗健康应用 Researchkit（图 3-19）。这一平台最大的特点就在于开源，Researchkit 可以通过收集用户的医疗数据，与合作的专家、医疗机构进行有效的研究。

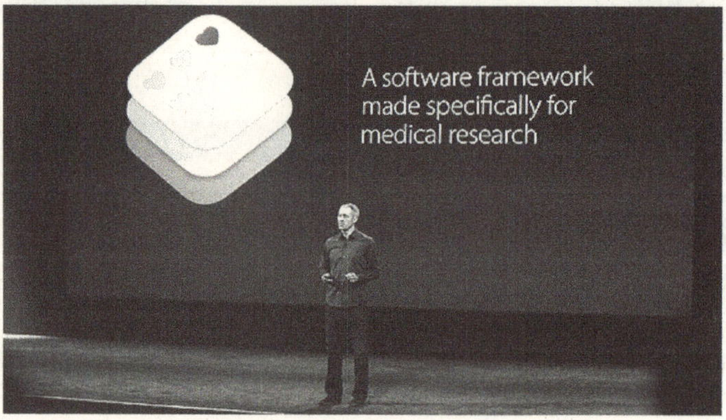

图 3-19 新的医疗健康应用 Researchkit

Jeff Williams 在发布会上也阐述了推出 ResearchKit 的初衷，主要是针对医学研究。因为就目前而言，在医学研究方面还存在诸多局限，比如参与研究的志愿者招募困难；医学研究对采集数据的精准度要求非常高，而做类似于问卷调查收集的数据则过于主观等问题。

苹果的思路则是利用目前已有的全球 7 亿部 iPhone 手机来记录用户健康信息，再用于相关的医学研究。

在大家特别关心的隐私保护方面，Jeff Williams 也立即解释，当加入一项 ResearchKit 研究活动时，用户会被告知参与研究活动的风险，被询问是否愿意与其他研究人员和合作伙伴共享个人资料，因此，最终决定权完全掌握在用户手里。

目前，Researchkit 已经与全球多家权威机构合作研发了首批五项 APP 应用（图 3-20），包括针对帕金森病的 Parkinson mPower Study APP、针对糖尿病的 GlucoSucess、针对心血管疾病的 MyHeart Counts、针对哮喘病的 Asthma Health 和针对乳腺癌的 Share the Journey。

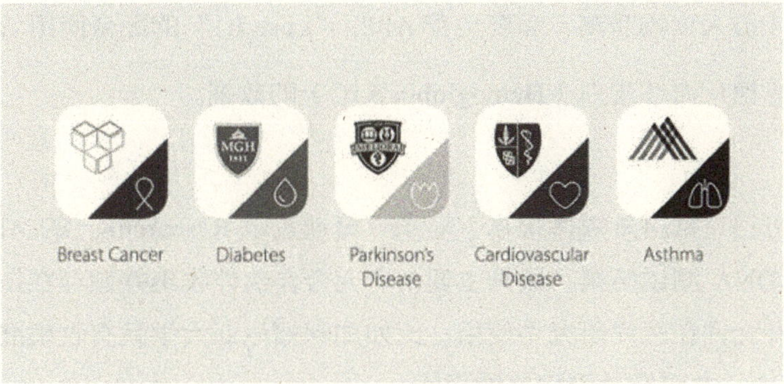

图 3-20 Researchkit 平台上首批五项 APP 应用

这批 APP 都会对用户的身体状况进行定量地跟踪与分析，比如与马萨诸塞州总医院合作的 GlucoSucess（图 3-21），每日会提醒用户完成以下五个步骤。

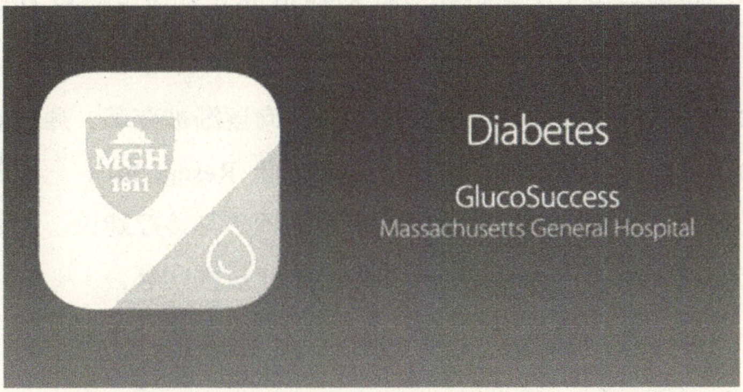

图 3-21 与马萨诸塞州总医院合作的 GlucoSucess

①测量体重；

②运动追踪（即在每日的运动过程中需要携带 iPhone 并开启 APP）；

③回答每日两个问题，包括睡眠质量和自我监测足部健康情况；

④摄入食物监测（需要免费 APP “Lose It!”的配合使用）;

⑤糖化血红蛋白（Hemoglobin A1C）的数据。

近日，据国外媒体报告，苹果打算通过以 ResearchKit 的 APP 来收集 DNA 测试结果，数据主要由研究合作伙伴收集并储存在在线云端，并允许在医疗研究中使用。比如加利福尼亚大学就有收集准妈妈的 DNA，并研究确定早产的原因。

若要将 ResearchKit 与 HealthKit 两者进行比较，会发现无论是使用群体还是定位都有很大不同。ResearchKit 主要用于医疗研究，而 HealthKit 则倾向于成为个人的健康顾问。此外，在应用的数量上，HealthKit 的数量将一直远远大于 ResearchKit，虽然 HealthKit 平台的数据不一定都会用于医学研究，但 ResearchKit 却可以借着 HealthKit 大有作为。

未来的医疗行业，也会随着这两个方向逐渐被变革。通过健康管理平台收集整合医疗数据，再进一步通过像 ResearchKit 一样的平台做深入研究与分析，之后得出精准有效的预防与诊疗建议，最后反馈给医疗专家以及用户，形成一个有效的医疗过程闭环。

英特尔：大数据诊疗

英特尔副总裁、总经理黛安•布赖恩特（Diane Bryant）在 2014 年的一个开发商论坛上表示，“我们的目标，是联合对全部基因进行测序，发现会引发肿瘤的基因，以及通过个性化精确治疗阻止肿瘤发生的治疗方案，我们将在 2020 年前实现这一目标”。

目前，英特尔主要的医疗项目包括与俄勒冈健康科学大学骑士肿瘤中心协作，建造大规模超级计算机集群系统以处理肿瘤遗传识别等任务。

2014年8月份，英特尔宣布同 Michael J. Fox 基金会合作，针对帕金森综合症展开研究，利用定制的可穿戴设备跟踪帕金森患者的健康状况，收集的数据则由先进的"大数据"计算机进行处理。显然，这家芯片巨头希望用大数据来解决医疗难题。

据估计，目前全球约有 500 万人被确诊患有帕金森，帕金森已经成为全球患病人数第二的神经系统变性疾病，仅次于阿尔兹海默症。

在帕金森综合症研究项目中，英特尔已经开始对16名帕金森和9名健康人士进行临床实验。未来几年，英特尔计划将这个人数扩大到千人。

具体而言，就是让帕金森患者戴上一块智能手表，这块表由 Pebble 制造。手表用来监控患者的睡眠和运动，察觉帕金森引发的抽搐。数据被传送至英特尔的软件平台，研究人员能查看到一些肉眼无法辨识的症状。

项目第二阶段则主要由 Michael J. Fox 基金会拨专款探索病人的药物反应，研究人员可以通过可穿戴设备监控病情。

利用大数据来监测患者病情，应该说今后医疗领域的一大趋势，数据的精准度将为整个医疗研究带来更深层次的变革。比如，像英特尔这种远程操作的模式有助于展开大规模的临床试验，即使偏远地区、不在医院的患者也可以得到监测，而这在很大程度上也节省了双方的时间与医疗成本。

其次，当统一科学的标准建立起来以后，数据的反馈分析，其精准度将远远超过传统的望闻问切方式。借助可穿戴设备，医生可以更为准确地评估症状的频率和严重性，继而检验新疗法的疗效。“随着越来越多的设备上市，可以收集客观指标，并判断新疗法的功效”。Michael J. Fox 基金会研究合作高级副总裁 Sohini Chowdhury 说。

英特尔大数据解决方案总经理 Ron Kasabian 表示，英特尔的数据中心和物联网业务部门正在探索健康领域。“我们正在研究如何从设备中实时获取数据。我们可以通过挖掘数据来改善研究，从而更好地理解患者的行为和病情的进展”。

对英特尔来说，传统 PC 的失位让他们不得不重新寻找市场切入点，而可穿戴设备时代的来袭，以及其在医疗行业的搅动让他们又重新看到了机会，即利用自己的大数据优势与可穿戴设备联合开创一个全新的医疗局面。

Facebook：打造医疗社区

Facebook（脸谱）是创办于美国的一个社交网络服务网站（图 3-22），于 2004 年 2 月 4 日上线。主要创始人为美国人马克·扎克伯格。

据 Facebook2014 年第二季度财报统计，Facebook 公司的每月活跃用户总数已经超过了 22 亿人。其中，Facebook 的每月活跃用户数为 13 亿人，WhatsApp 的每月活跃用户数 5 亿人，Instagram 的每月活跃用户数为 2 亿人，Messenger 的每月活跃用户数为 2 亿人。

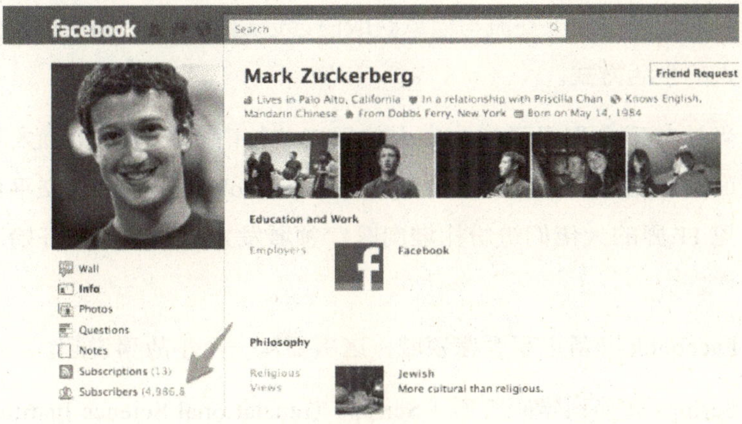

图 3-22 Facebook

公司首席执行官马克·扎克伯格和首席运营官谢瑞尔·桑德伯格还公布了公司运作的以下一些统计数据。

Facebook 平台上每天发送出去的消息数量高达 120 亿条；

Facebook 上的每月活跃用户数达到了 13 亿人；

用户每天在 Facebook 上执行搜索命令的次数为 10 亿次；

大约有 10 亿人在手机上使用 Facebook；

大约 8.29 亿人每天都要使用 Facebook；

在 Facebook 平台上，公众人物的关注人数大约为 8 亿人；

每天有 6.5 亿人在移动设备上使用 Facebook；

大约有 3 千万家小公司在使用 Facebook；

150 万家企业在 Facebook 上发布付费广告。

此外，数据还显示，美国人每天要在 Facebook 上待 40 分钟，即他们在移动设备上所花的时间有五分之一是在 Facebook 上度过的，显然，移动互联网时代的网络社交平台正慢慢瓦解人们传统的社交方式，目前，通过线上交流与信息获取已远远超过线下，同时也改变着每个人的生活方式。

当社交平台积累了如此庞大的用户群体时，便可以围绕人的方方面面随时挖掘这些群体的价值，而 Facebook 这样一个社交平台，在看见 IT 界的大佬们纷纷扎堆向医疗领域发力的时候，也开始了他的动作。

Facebook 准备进军医疗领域，这事要从一个小故事说起。

Scripps 转换科学研究所（Scripps Translational Science Institute）主任埃里克·托波尔（Eric Topol）所著有关数字医疗保健的书中写了一个故事，内容是一个母亲在 Facebook 上发布了自己生病的儿子的照片，然后她的好友开始对这些照片发表评论。有三个人给这位母亲打了电话，其中包括她一个身为小儿心脏病学家的表亲；这些人告诉她，她的儿子可能患上了川崎病，这是一种罕见的遗传病。随后这位母亲给她的医生打了电话，告诉后者自己正在去往医院的路上，原因是她觉得儿子病得很严重。

“我还能说些什么呢？三个 Facebook 好友都觉得，我的儿子患上了一种极其罕见的、我刚刚在维基百科上看到的自身免疫性遗传病；由于在我发布了他的一张照片以后，他们都与我取得了联系，然后我就带他来看病？这看起来像是……错误的想法！”这位名叫黛博拉·柯冈（Deborah Kogan）的母亲在知名网络杂志 Slate 上写道。随后医生对她说：“你知道吗？我觉得这可能确实是川崎病。干得好啊，Facebook。”

Facebook 的社交性，使信息的流动范围更广，速度更快，使得这位母亲能在无意间为儿子的病情获得了有效的参考信息，这可以说是每个人都意想不到的，包括那个感叹的医生。而这就是 Facebook 在医疗领域所能发挥的巨大价值。

除此之外，再来看一个例子。

2012 年 5 月份，Facebook 在 Timeline 上新增了“器官捐赠者”状态的选项。“平均每天就有 18 人在等候移植，因为没有足够的器官作配对及使用……医学专家相信更广泛的让人认识器官捐赠这项议题，将能够解决长期缺少器官配对的问题”。Facebook 在自己的 blog 上如此说道。

Facebook 会提供给那些非器官捐赠者相对应的注册表用于填写（图 3-23），而且用户可以选择要不要公开有器官捐赠之事。

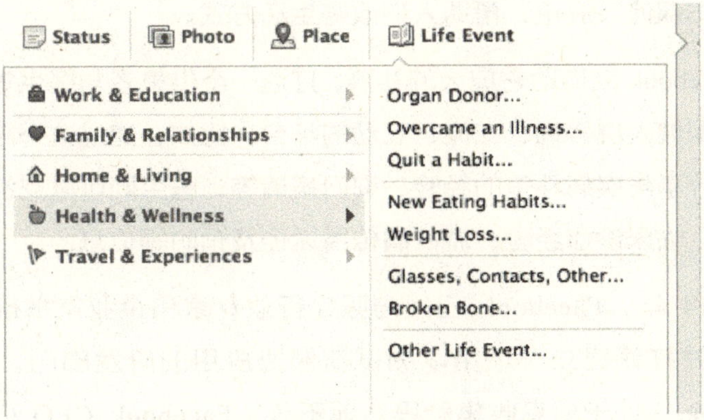

图 3-23 器官捐赠者相对应的注册表

当 Facebook 在其时间线上增加有关器官捐赠的注册信息时，超过 57000 人宣布他们有意成为捐赠者，13000 人在一天之内正式加入了捐赠者的行列。根据约翰霍普金斯大学的研究人员提供的数据，这是普通的器官捐赠登记率的 21 倍。

据《美国移植学杂志》资料显示，在 Facebook 开放器官捐赠页面的当天，全美共有 13054 注册成为器官捐赠者，是平时日均 616 名捐赠者的 21 倍多。在 Facebook 宣布上述消息以后的第一天，美国 22 个州的大约 6000 名用户注册为器官捐赠者；而在此以前，每天平均只有 360 人左右会这样做。在随后的日子里，这种注册量激增的势头有所放缓，原因是 Facebook 不会一直提醒用户他们拥有这种选择；但社会实验显示，Facebook 确实能对公共卫生造成影响。

“Facebook 拥有这样一个庞大而强有力的平台，能用来部署在医疗保健领域中”，埃里克 · 托波尔（Eric Topol）说道。

Facebook 已经在通过这种方式让医生啧啧称道，不久后它便顺势创建了在线“支持社区”，用户可以通过在线“支持社区”将各种疾病反馈到社交网络。此外，Facebook 的一个小型团队也在考虑创建一个“预防保健”应用，帮助人们改善生活方式。

Facebook 欲借助它庞大的社群，打造一个供患者与医生等所有关心医疗保健人群咨询、交流、互动的平台。比如，通过这个平台，患者可以分享与疾病斗争的经验、询问病情等，医生则可以交流疑难杂症比例、临床诊疗经验、流行病传播途径及预防等信息。

2014 年，Facebook 已经与医疗行业专家和企业家举行了多次会议，并打算建立一个用以测试新健康应用的研发部门。目前，Facebook 正处于信息收集阶段。前不久，Facebook CEO 马克 · 扎克伯格与其妻子刚刚向东帕洛阿尔托 Ravenswood 健康中心捐赠了 500 万美元。

Facebook 已经可以将克服一种疾病、减肥、骨折或是拆除支架等信息加入到“生活事件”中去，这是“医疗和健康”栏目下的子栏目，不断丰富的医疗保健信息的交流，将让 Facebook 的社交性能发挥得更充分以及更有价值。

微软：软硬结合

2014 年 6 月，微软宣布与医疗科技公司 Becton Dickinson（BD）合作，在位于以色列 Tel Aviv 的 Microsoft Venture 分处新建立一个专注于健康医疗科技创业公司的孵化器，这将是微软唯一一家专注于医疗科技领域的孵化基地。

目前，微软风投设在世界各地的办事处已经孵化出了许多成功的企业，其中也包括一些医疗健康领域的初创公司。目前，微软风投在全球的孵化器已经累计孵化出了超过 200 家初创公司，与医疗相关的有数十家，其中设在中国的 Microsoft Ventures Acceletator 迄今为止已举办了 6 期，有超过 100 家初创公司加入了加速器中，其中与医疗健康相关的企业有 6 家，覆盖了慢性病管理、健康管理、母婴健康等多个领域。

微软早在 1999 年 5 月就曾对健康信息网站 WebMD 投资 2.5 亿美元，开始通过并购进入医疗健康领域。

2006 年，微软表示，作为与非服务医疗机构 MedStar Health 新合作协议的一部分，将收购后者旗下华盛顿医疗中心（Washington Hospital Center）开发的医疗数据库软件 Azyxxi，收购完成后，将把 Azyxxi 投放到全球医疗市场，这也是微软首次进入医疗信息技术领域。

2007 年，当时微软的 CEO Steve Ballmer 在新奥尔良举行的与医疗保健信息有关的会议上宣布，微软将收购健康信息搜索引擎 Medstory 公司。

2009 年，微软又宣布将收购专注于医疗保健行业的软件厂商

Sentillion，并将把 Sentillion 的产品与微软的 Amalga UIS 系统结合在一起，可以让医护行业的专业人士更容易获得各种 IT 应用程序和病人资料，从而为病人提供更好的医疗服务。

研发医疗可穿戴硬件

在智能硬件方面，微软也做了大量开发与尝试。

1. Alice Band

据国外媒体报道，微软目前正在与 Guide Dogs for the Blind 导盲犬训练学校就英国的"城市解锁项目（Cities Unlocked project）"进行合作，该项目是英国政府专门针对特殊人群推出的 7 个"未来城市弹射器工程（Future Cities Catapult）"中的一个，这个工程由英国技术战略委员会（UK's Technology Strategy Board）发起，英国政府则计划在未来 5 年内投入 10 亿英镑的研发经费，在这个特殊的领域展开全球领先的创新活动。

针对这个项目，微软正在为残障人士研发具备特殊功能的可穿戴设备，以帮助他们更好地独立生活。

微软研发的名为"Alice Band"可穿戴设备可以帮助盲人和弱视人群能够像正常人一样生活。Alice Band 的工作原理是通过安装在用户头上的骨传导 3D 耳机接收来自安装在建筑物或火车车厢传感器发出的信息，并将其转化为 3D 提示音进行导航（图 3-24）。这对于极大依赖声音来获取信息的盲人和弱视人群来说，是非常体贴的设计。

Alice Band 能够在英国最繁忙换乘站的拥堵楼梯、自动扶梯和机场入口栅栏处，帮助盲人找到自己的方向，此外盲人还可以在银行或商店使用这种服务。

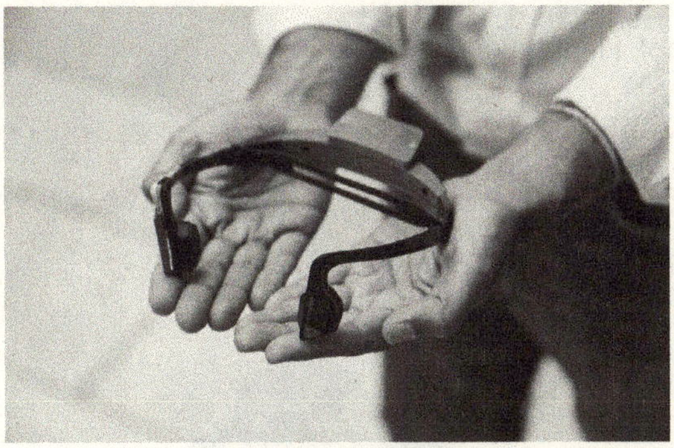

图 3-24 微软研发的骨传导 3D 耳机

2. Microsoft Band

2014 年 10 月底，微软发布了自己的智能手环产品 Microsoft Band（图 3-25），这款设备将接通微软全新的健康健身追踪服务 Microsoft Health。Microsoft Band 内置了 10 个智能传感器，可以实时监测用户的睡眠以及锻炼时的心率、卡路里燃烧等数据，并且通过与知名的健身房合作，可以为用户提供合理的健身计划，帮助用户达到自己的健康目标。

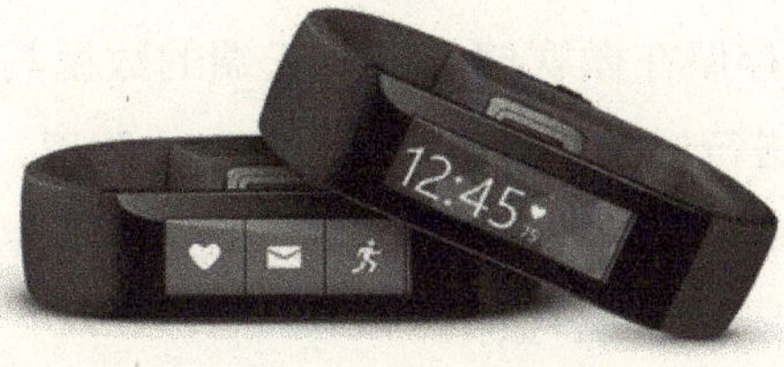

图 3-25 Microsoft Band

此外，该手环还能通过日历通知及邮件预览，让用户对自己的健康指数一目了然，并能通过 Cortana 语音助理，进行笔记记录以及日程提醒等。

3. Microsoft Health

苹果有 HealthKit，谷歌有 Google Fit，三星有 SAMI，看着同行一个个都推出自己的平台，身为巨头之一的微软也顺势推出了自己的健康管理平台 Microsoft Health（图 3-26）。

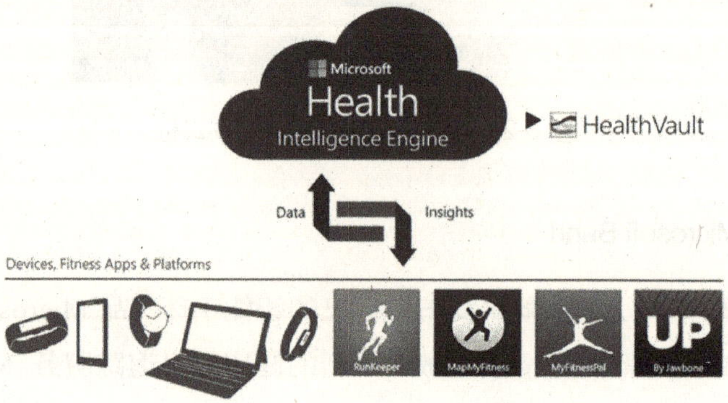

图 3-26　Microsoft Health

Microsoft Health 云服务平台面向消费者和行业存储，它可以把不同的健康和健身设备中收集的数据进行整合，并安全的存储在云端。用户可以把已经存储在微软健康平台云端的数据与自己在不同的设备中获取的数据进行对比分析，比如步数、卡路里、心率等，并通过微软的“智慧引擎”得出有价值的结论，比如什么锻炼能够燃烧更多的卡路里，整合保健与健身数据。

Microsoft Health 平台中的“智慧引擎”（Intelligence Engine）可以为用户制订出合理的锻炼计划，并给出日常的生活建议，比如吃早餐是否可以让你跑得更快、白天会议的多少是否影响睡眠质量等。

目前，微软已经就 Microsoft Health 与包括 Jawbone UP、MapMyFitness、MyFitnessPal 和 RunKeeper 在内的设备和服务商达

成了合作意向。未来计划提供选项让用户通过 Microsoft Health 与 HealthVault 的连接，将数据共享给医疗提供商（图 3-26）。

4．HealthVault

2007 年，微软一个可以存储用户健康信息并进行管理的平台 HealthVault（图 3-27）。在 Health Vault 个人健康管理平台上，只要在线申请一个个人健康账号，就可以在线上维护自己的健康记录。它就像一个个人信息保险箱，有开放接口，可以与第三方的设备厂商和保险公司之间做数据交换，用户自行决定上传信息内容以及向谁开放信息。

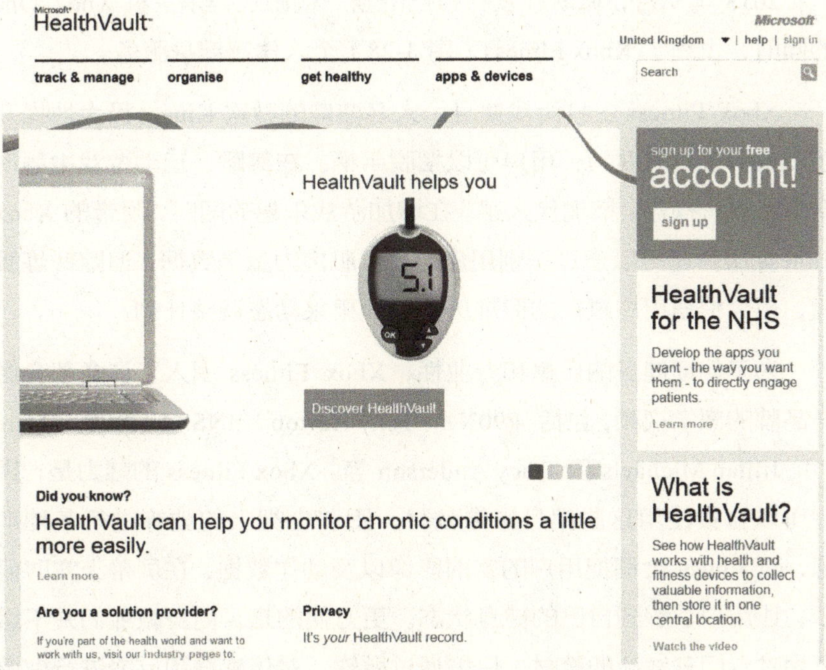

图 3-27 微软健康管理平台 HealthVault

换句话说，用户可以将其他设备上测量到的数据上传至这个平台，HealthVault 会在整合分析各方数据后，回馈给用户一系列相对准确客观的解决方案。

当其他巨头在推出各自的健康管理平台时，微软却在对自己的平台不断进行升级完善，而这也为之后它推出的各类可穿戴设备奠定了大量有效的用户群体。消费者目前已经可以向 HealthVault 上传来自 233 个第三方设备中诸如血压、呼吸值和血糖等生物数据指标，并可以与超过 160 款第三方应用交换数据。

5. Xbox Fitness

2013 年 9 月，微软在发布自己的新一代游戏娱乐主机 Xbox One 的同时，上线了 Xbox Fitness（图 3-28）个人体感健身服务。

Xbox Fitness 主打游戏健身。大名鼎鼎的微软 Kinect 极大地提升了 Xbox 游戏的魅力，用户可以摆脱手柄，在舞蹈、运动游戏中舞动全身来进行操作，增加代入感。在增加游戏乐趣的同时，附带的 Xbox Fitness 服务还可以通过识别用户心率、肌肉力量等数据，追踪锻炼质量，也会根据用户过往的锻炼历史和效果来动态调整计划。

为了保证健身的质量和专业性，Xbox Fitness 引入了许多著名健身品牌的教学视频，包括 P90X®（Tony Horton）、INSANITY®（Shaun T）、Jillian Michaels 和 Tracy Anderson 等。Xbox Fitness 的魅力是，用户可以直接使用这些健身影像教材，跟着电视上的教练进行各种训练，而 Kinect 会捕捉用户的实时影像以及动作数据，在屏幕上实时显示，让用户了解到自己的健身状态。更方便的是，健身教练们并不需要为其专门开发新的教材，只需通过微软，对传感器和反馈进行微调即可。

Xbox Fitness 还与 Xbox Live 进行了整合，让用户在与朋友的竞争中提升自己的锻炼积极性。目前 Xbox Fitness 用户数量已超过 160 万。

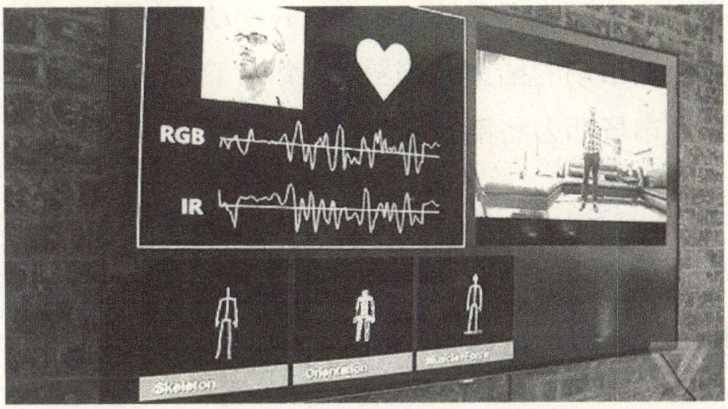

图 3-28 Xbox Fitness

从微软开发的一系列项目中可以看出，微软已经全面向疗领域发力，我们可以根据图 3-29 更直观地了解微软的布局状况。

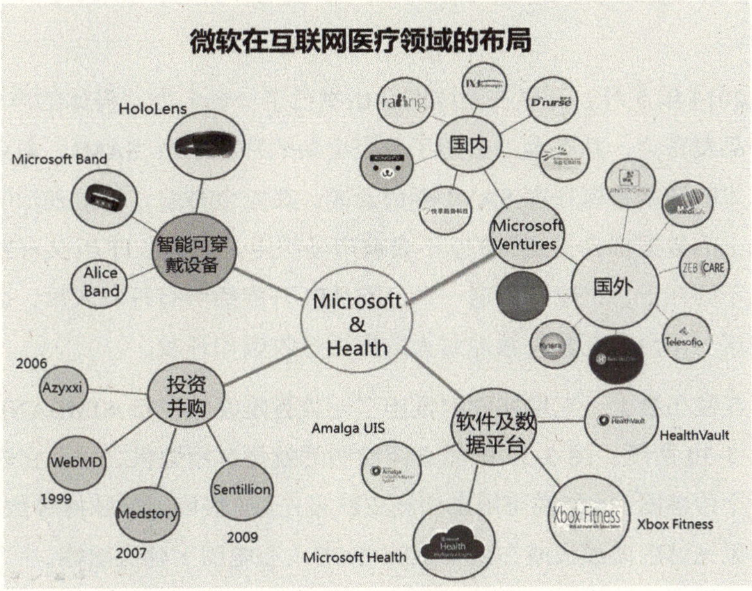

图 3-29 微软在互联网医疗领域的布局

毫无疑问，就目前而言，微软在硬件设备研发方面，拥有全世界一流的研发机构，但相比其他巨头，市场表现并不如研发能力强劲。不过就近期在智能穿戴设备领域，微软开始动作频现，显然，它的下一步将开始重视市场的拓宽，而这对一个 IT 巨头而言，只要有足够好的产品，激发市场活力将不在话下。

三星：模块化健康医疗平台

1. 打造可穿戴开源平台 SAMI

2013 年，前苹果 Siri 工程师卢克-朱莉娅跳槽到了三星旗下，担任后者创新实验室副总裁一职，并主要负责“三星多平台互动基础设施”（Samsung Architecture for Multimodal Interactions，以下简称 SAMI）项目。

2014 年 5 月，三星在美国旧金山举行了一场名为“身体的声音”的产品发布会，并在会上推出了一个全新的开源平台 SAMI，未来所有采集的数据将保存在 SAMI 平台云端。在安全方面，三星表示所有云端上的数据都会受到保护，不会被市场滥用。与其他 IT 巨头开发的最大不同在于，三星会将这一平台的 API 开放给所有开发人员，这将促使这一平台更充分有效地对大数据进行收集和开发。

在发布会上，三星还同时推出了一款智能硬件设备 SIMBAND，如图 3-30 所示。图 3-31 的概念图绘制的就是其原型机之一，它内建了多个传感器，比如说可用来侦测皮肤吸光量（最终得到脉搏等数据）的可见光感应器或集成在腕带上的 ECG（心电图）感应器等。

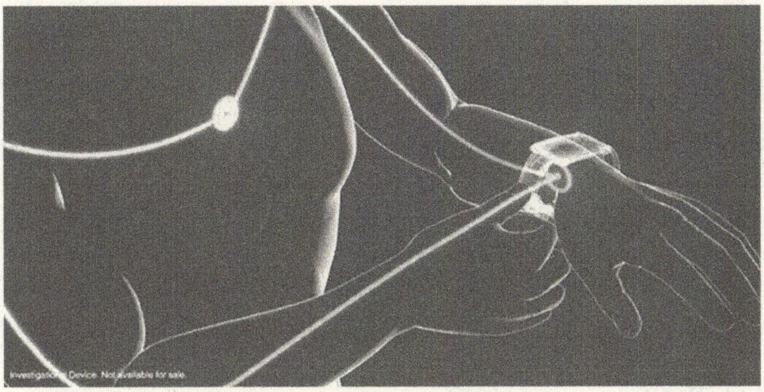

图 3-30　SIMBAND 概念图 1

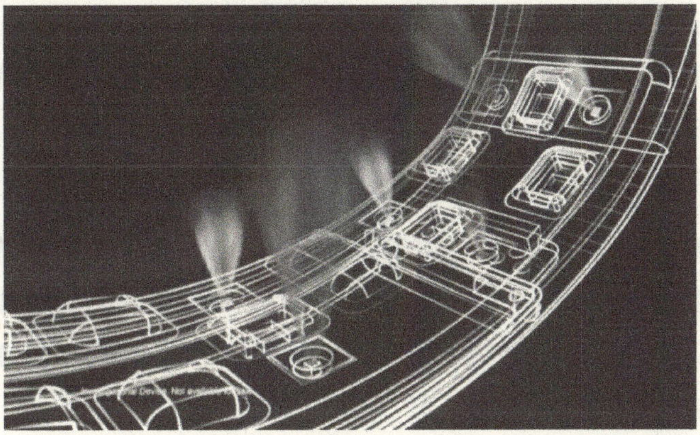

图 3-31　SIMBAND 概念图 2

按照三星的说法，SIMBAND 的各零件都是可以拆换的，硬件开发者还可把自己创建的硬件模组植入到三星 Simband 腕带上，这样一来，定制化就变得比较容易。同时，他们还表示该平台产品的功耗也很小，而且机身尺寸也不会很大（我们所看到原型机的表面只有 SD 卡那么大）。

2. 三星智能健康生态系统

在 2015 年博鳌亚洲论坛上，三星推出了展览馆、智能健康及可穿戴论坛，以及大型户外广告等各种展示活动。在三星展区，展示了利用生物工程处理器、SimBand、Gear、S-Health 应用组成的三星智能健康生态系统，让参会者了解智能健康的概念以及对客户的价值。

三星通过大屏幕显示器，播放测试运动、饮食、睡眠等日常健康管理，以及测血压、脉搏、血糖的说明视频。值得一提的是，在世界移动通信大会上亮相的 Galaxy S6，将与智能健康产品相连接，参观者可以直接试用。

三星表示，将通过与 IT 行业及医疗机构合作，借助 IT 工具构建自身健康管理系统，从而加速数码健康时代的到来。实际上，三星与美国糖尿病管理服务企业已经开始合作，正在研究进入手机健康医疗市场。三星将来也会强化与保险公司、制药厂、医院的合作，面对老龄化社会的到来，寻找降低医疗费用的最佳解决方法。

孙英权总裁表示，三星电子的目标是通过智能手机给消费者提供管理身心健康的解决方案。利用智能手机、可穿戴设备、生物工程处理，以及感应器的健康医疗软件应用系统和服务，构建手机健康医疗生态，这是我们的目标。

高通

由于智能手机业务在全球增长的放缓，作为世界上最大的移动芯片制造商，高通开始将目光投向了智能医疗、智能可穿戴、智能家居等几大当下最热门的领域。

在 2015 年博鳌亚洲论坛上，高通总裁德里克·阿伯利（Derek Aberle）在接受媒体采访时表示，已经在整个物联网领域投资了 330

亿美元，并成立了专门的投资部门。

在移动医疗方面，Derek 表示，高通希望通过技术降低医疗成本，为病人提供便捷服务。为此，高通会和很多制药商合作，目前已经与他们建立合作的包括连锁药店 Walgreens 及制药商 Novartis。此外，还会利用他们的无线技术为病人提供远程监控，以得到相应的数据。

在智能可穿戴方面，Derek 说，高通将继续延续之前的战略合作，为可穿戴厂商提供专业的可穿戴芯片；在智能家居领域，高通会研发一个名为 AllJoyn 的项目，主要目的是为实现家居之间的互联。

2014 年底，高通宣布出资成立一个由非盈利研究机构乔治健康研究所主办的研究机构——移动健康创新中心（CCmHI），通过这个中心实现数字医疗系统电子病历、诊疗站即时诊断结果、地区医疗管理机构社区系统连接在一起等，患者未来可以通过软件应用将数据传输到云端服务器后获得自助医疗。

据悉，CCmHI 将首先开展一项针对中国数字健康政策、法律、标准、项目和研究活动现状的分析，并以此为基础推进其他工作。高通公司称，CCmHI 计划针对慢性病管理进行一项移动健康项目开发测试，以便在未来实施更大规模项目。

高通最大的优势就在于它的芯片制造以及无线传输技术，这对可穿戴设备而言是非常核心的一部分软硬件技术，对于当下其他智能硬件设备发展放缓的情况下，发力于可穿戴设备领域会成为高通接下来最大的战略布局。

Wearable Medical Treatment

第4章

可穿戴医疗市场驱动力

全球老龄化、慢性病普遍化并年轻化等危机，促使人们更加迫切地关注自身的健康状况，这就为可穿戴医疗的发展培育了市场基础；另外，由于国家层面的重视，将会在政策上给予倾斜，以支持和鼓励可穿戴医疗的发展。总而言之，可穿戴医疗的大门已经正式打开。

Wearable Medical Treatment 01 全球老龄化

根据 1956 年联合国《人口老龄化及其社会经济后果》确定的划分标准，社会中 60 岁及以上人口超过总人口的 10%，或 65 岁及以上人口超过总人口的 7%，即为人口老龄化。在 20 世纪里，人口寿命发生了巨大变化，平均预期寿命比 1950 年延长了 20 年，达到 66 岁，预计到 2050 年将再延长 10 年；人口结构方面的这一长足进展，以及 21 世纪上半叶人口的迅速增长意味着 60 岁以上的人口从 2000 年的大约 6 亿增加到 2050 年的将近 20 亿。

2005 年联合国发布的预测显示，世界 60 岁以上老年人口比例将由 2000 年的 10.0%，上升到 2025 年的 15.1%，2050 年的 21.7%；65 岁以上老年人口比例相应由 6.9%上升到 10.5%、16.1%；年龄中位数相应由 26.8 岁上升到 32.8 岁、37.8 岁。

ABI 公司预计，到 2017 年，用于远程病人监控以及在线专业医疗的应用，将占到可穿戴无线设备市场的 20%。有分析认为，如果扩展到整个健康领域，健身和医疗可穿戴设备将占可穿戴设备市场的 60%。

世界知名医疗咨询机构 IMS 预计，到 2050 年，全球每 5 个人中就有一个超过 60 岁，高血压、晚发性糖尿病、心脏病等需要监控的慢性疾病将成为可穿戴设备需求增长的动力。

国外老龄化现状

1. 美国

目前，美国 65 岁及以上老年人占全国人口的 12.5%左右，2050 年将达到 20.7%，其中，85 岁及以上人口数量将达到 1800 多万，是 1995 年的近 6 倍。

在预期寿命方面，根据美国人口调查局的资料，1900 年出生的人口预期寿命是 47 岁，1950 年出生的人口预期寿命为 68 岁，而 2000 年出生的则为 77 岁。目前男女 65 岁老人的预期寿命分别为 16 和 19 年，而在 20 世纪初分别为 11 和 12 年，男女 65 岁老人的预期寿命分别增长约 40%和 60%。

在医疗需求方面，美国约 40%的老人需要在医院或其他护理机构度过一段时间，而约有 4.5%的老人将在那里度过余生。而且，根据目前增长速度估计，2030 年美国人住护理院的人数将达到 300 万，约为 1995 年的 2 倍。这些都预示着人口老龄化给国家在各个方面，特别是医疗建设方面带来前所未有的压力。

2. 日本

根据日本厚生劳动省数据，2014 年日本人口下降了 26.8 万人，创历史新高。2014 年日本全国出生人口 100 万人，同比下降 2.8%，而死亡人数则升至 127 万人。

日本人口的现状可概括为“超老”。该国 65 岁以上老年人口达到 3296 万，创下历史新高。依照相关数据，日本每 8 个人中将有 1 人达到 75 岁以上。日本是一个长寿国，2003 年统计平均寿命为男 78.36 岁，女 85.33 岁，65 岁以上的老年人口占 19.24%，目前还在呈上升趋势。据日本国立社会保障及人口问题研究所预测，65 岁以上老年人的比例到 2024 年将突破 30%，2035 年将达到 33.4%。

这个世界上最高寿的国家，在 2010 年的时候开始人口负增长，到 2100 年将降到 6736.6 万人，即仅相当于 1998 年人口的一半略多一点。日本目前的生育率在 1.4 左右，到 2060 年日本的人口将比现在的 1.27 亿下降三分之一，2110 年下降三分之二。即便生育率到 2030 年快速上升至 2.07 的平衡点，日本人口仍将在未来的 50 年里继续减少，并下降至一亿以下。

这给整个国家带来的直接影响是，一方面，劳动力将大幅度减少，另一方面将使社会福利开支飙升，更进一步垒高日本政府的债务。

3. 澳大利亚

据澳大利亚统计局报道，1990 年 6 月 30 日至 2010 年 6 月 30 日，65 岁及以上老人所占本国全人口百分比从 11.1%增加到 13.6%。同期，85 岁及以上老人所占总人口百分比提高了 2 倍，即从 1990 年 6 月的 0.9%提高到 2010 年的 1.8%。

4. 韩国

据韩国国家统计厅介绍，2006 年韩国有 4800 万人口，预计 2045—2050 年，韩国人口将以平均每年 1%的速度递减，届时韩国将成为世界上人口减少最快的国家。到 2050 年，65 岁以上的人口将占韩国国内总人口的 38.2%，而世界平均比例是 16.2%，韩国将成为世界最“老”的国家。韩国的分析人士警告说，低出生率将导致国内劳动力减少，加剧社会老龄化，给政府带来沉重的养老负担。

5. 欧盟

欧盟委员会发表的欧盟人口绿皮书显示，到 2030 年欧盟人口总数将达 4.687 亿，劳动力人口的缺口将达 2080 万。届时，2 名劳动力人口（即年龄 15～64 岁的人口）要养活 1 名非劳动力人口（65 岁以上）；2005—2030 年，欧盟 65 岁以上的老龄人口将增加 52.3%，而 15～64 岁的人口数量则将下降 6.8%。要想弥补老龄化带来的就业缺口，欧盟平均就业率必须达到 70%，而 2001—2003 年欧盟的平均就业率仅为 63%。

中国未富先老

据中国民政部副部长窦玉沛在国新办新闻发布会上透露的最新数据，截至目前，中国 60 岁及以上老年人数量已超过 2 个亿，占总人口的 14.9%。这一比例明显高于 10%的联合国传统老龄社会标准。去年全国老龄委预计，未来 20 年中国将进入老龄化高峰（图 4-1）。

由于计划生育一代陆续开始进入老年期，无子女和失独（丧失独生子女）老年人越来越多。2012 年中国至少有 100 万个失独家庭，且每年以约 7.6 万个的数量持续增加。

清华大学就业与社会保障研究中心和《中国经济周刊》联合发布的《中国老龄社会与养老保障发展报告（2014）》中指出，2013 年，“医疗保障发展指数”从上年的 62.7 分升至 63.5 分，是唯一及格的；“养老金发展指数”得分略有提高，但仍未达及格线；尤为值得注意的是，“老龄社会与银发经济发展指数”不及格，且得分比上年进一步降低。

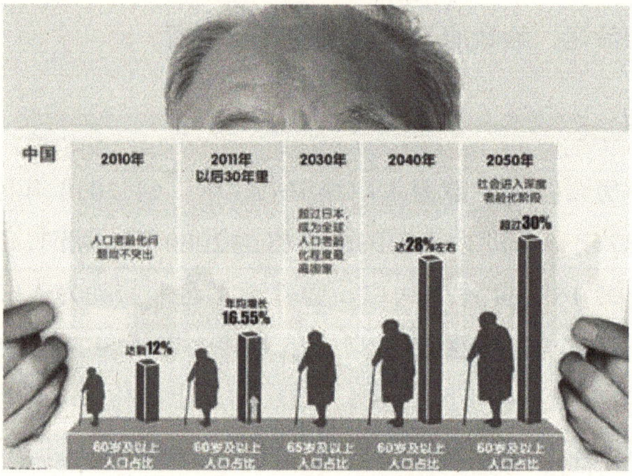

图 4-1　中国老龄化趋势

2013 年，中国 65 岁及以上人口占总人口比重从上一年的 9.4%升到 9.7%；老年人口赡养比（老龄人口与劳动年龄人口的比例）为 13.1%。而如果按实际赡养比测算，中国老龄化形势更为严峻。

此外，如果从劳动年龄人口中减去在校生、失业、低收入和提前退休的人数，老龄化情况则更加严重，中国在 2010 年之前即进入了深度老龄社会（赡养比约为 5∶1），即 5 个纳税（费）的劳动人口供养 1 个老年人；可能在 2020 年提前进入超级老龄社会（赡养比约为 2.5∶1），即 2.5 个纳税（费）的劳动人口供养 1 个老年人。

而老年人与慢性病又脱离不了关系，据数据显示我国总人口中慢性病的患病率为 169.8‰，而老年人中为 540.3‰，在 65 岁及以上人口中，主要患有白内障、抑郁症、糖尿病、老年性痴呆疾病，而且有 42％的老年人同时患有两种以上疾病。其中以高血压、心、脑血管疾病、呼吸系统疾病的患病率较高，且有逐年增长的趋势。从这些数据中可以看出，慢性病成为了老年人健康的第一“杀手”。

除此之外，慢性病也正在成为一个公共健康问题。

Wearable Medical Treatment 02 慢性病普遍化与年轻化

慢性病专门是指不构成传染、具有长期积累形成疾病形态损害的疾病总称，比如心血管病、糖尿病、恶性肿瘤，还有慢性呼吸道的疾病等。慢性病往往会导致巨大危害，一旦防治不及，会造成经济、生命等方面危害。

2015 年 1 月 19 日，世界卫生组织的一份最新报告表明，癌症、心肺疾病、卒中、糖尿病等慢性非传染性疾病依然是全球最主要死因，很多死亡都发生过早，而且是可以避免的。

WHO 数据显示，2012 年，全球因慢性非传染性疾病导致的死亡多达 3800 万，其中，中国占 860 万。中国每年有 300 万人因患上某些本可预防的疾病而过早死亡，即死于 70 岁之前。

中国因慢病死亡的男性中约 4 成（39%）和女性中约 3 成（31.9%）均属过早死亡。世行估算，2010—2040 年之间，中国仅通过将心脑血管疾病的死亡率降低 1%，即可产生 10.7 万亿美元的经济获益。在中国，超过一半男性吸烟（虽然女性吸烟者仅 2%）；在中国，11~17 岁青年人中超过五分之四（83.8%）身体活动不够;在中国，成年人中近五分之一（20.2%）血压升高。

先从《2014 中国卫生和计划生育统计年鉴》的几组统计图了解一下中国居民从 2003 年到 2013 年 10 年间的慢性病发病率。

十年间中国糖尿病的平均发病率增长了近 7 倍，其中城市人口的发病率增长了近 3 倍，而农村人口增长了 10 倍之多（图 4-2）。可以看出未来农村会成为慢病的重灾区，这和十年间农村人口的饮食和生活习惯改变有巨大的关系。

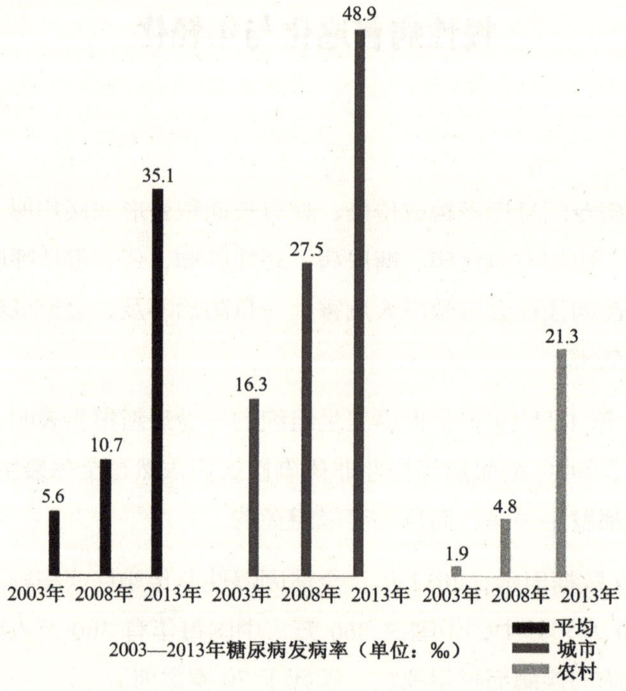

图 4-2

十年间，中国高血压平均发病率增长了 6 倍左右，其中城市人口发病率增长了 3 倍之多，而农村人口的发病率增长了 8 倍左右（图 4-3）。

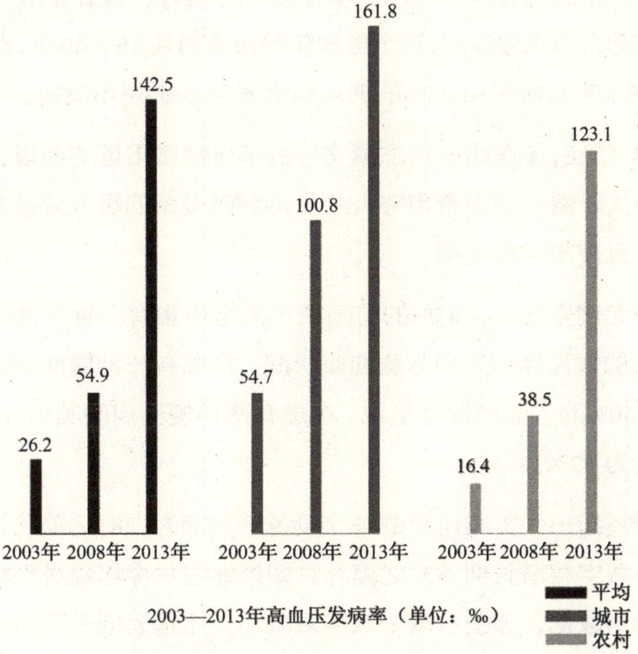

图4-3

当前中国的慢性病患者达到了2.6亿人，1998年慢性病患者只占人口的12.8%，2008年数字已经达到15.7%。在我们国家慢性病死亡人数已经达到85%，在整个医药支出上，慢性病占了70%。

我国的糖尿病患者已经达到 9800 万，而且很多数字在证明我国的慢性病在逐渐年轻化，20年内40岁以上的慢性病患者增长了两倍到三倍。

根据各国常见死因的比较显示，中国脑血管疾病死亡率比美、英、法等国高4~5倍，比日本高3.5倍，亦高于同属发展中国家的印度；恶性肿瘤死亡率接近美、英、法，高于日本和印度；呼吸系统疾病死亡率高于各国；心脏病死亡率低于印度，接近美、英，明显高于日本和法国。

此外，中国慢性病呈现出“年轻化”的趋势。调查显示，有 65%以上的劳动人口患慢性病，这个群体年龄段为男性 16～60 岁，女性 16～55 岁。69%的高血压和 65%的糖尿病都发生在上述年龄段。

2014 年底，《连线》杂志撰文分析了可穿戴市场的前景，文中指出，老年人、慢性病患者和穷人才是可穿戴设备的最大受益者，但这类人群一直被市场所忽视。

据皮尤调查显示，45%的美国成年人至少患有一种慢性病，只有不足 19%的非慢性病用户监测健康状况。在患有一种慢性病的美国成年人中，40%的人监测健康状况。在患有两种慢性病的美国成年人中，这个比例为 62%。

文中还指出，美国可穿戴医疗设备销售额为 28 亿美元。未来五年，这个数字将增长到 83 亿美元。如果你注意今年健身手环和智能手表的销售数据，即使拿这个数字乘以 6，还是远低于美国血糖试纸市场的 63 亿美元销售额。

而另外一个现象则是，超过半数的美国健身跟踪设备客户已经不再使用各类可穿戴健身类设备，1/3 的客户使用不到六个月，就把这些设备扔进抽屉，或者送给朋友。

显然，这是一个应当引起整个市场关注的问题，但也同时指向了可穿戴设备的终极价值，即能为真正的健康带来解决方案。就目前全球出现的老龄化以及慢性病高发的情况，可穿戴设备市场或许应该重新聚焦，我们了解到这类人群与其他普通人群在使用健康管理类可穿戴设备，最大的不同就是他们不会因为失去新鲜感而突然抛弃医疗设备，因为跟踪和监测健康状况可以让他们远离医院。

比如，英国华威大学的一位研究员 JamesAmor 博士认为，就老年人如果能佩戴可测量心率、温度、运动和其他生理特征的智能手表或智能服装，整个监测活动就可以让家属和护工了解老年人的健康和日常行为，并带给用户更大的信心，减少住院率。

因此，这个人群未来会成为可穿戴医疗领域内最稳定的用户群体，而反过来，他们也是真正需要可穿戴医疗类设备的人群。同时老龄化、慢性病社会的医疗开支正在拖累一些国家的经济，可穿戴医疗能否从新的角度切入，将关系着整个国家经济水平的发展。

Wearable Medical Treatment 03 大健康时代来临

万通控股董事长冯仑这样理解大健康，从你还是基因、还在母亲子宫里的时候就开始管，比如唐氏综合征等疾病基本上大部分都能在怀孕三个月之内检查出来，大健康管理是，从受精那一刹那到八宝山这一段全都被管了。

随着生活条件的改善，医疗技术水平的提升，以及对于健康意识的加强，“大健康”这一概念在近几年已经变得越来越火热。大健康实质上是一种广义的健康概念，换句话说，就是大众对于健康意识的加强，使之衍生出了这样一种概念，它主要围绕着人的衣食住行和生老病死，关注各类影响健康的危险因素和误区，提倡自我健康管理，即不仅有科学的健康生活，更要有正确的健康观念。

大健康产业狭义上包括以治疗疾病及维护生命安全为目标的医疗设备、医疗卫生、制药产业；以延缓衰老、防范疾病、维护生命健康为目标的产业，如保健品、功能食品、安全用水、健康饮品；发展与健康环境相关的产业，如环保产业、资源产业等（表 4-1）。

表4-1 大健康产业分类

大健康产业分类	范围
以产品为主导	基于保健食品、保健茶、保健酒、养生产品、药妆、药酒、健康日化等健康相关概念的所有产品
以服务为主导	主要有以医疗服务机构为主体的医疗产业，以个性化健康检测评估、咨询服务、调理康复和保障促进等为主体的健康管理服务产业，健康保险、健康风险管理产业，健康中心类的运动保健服务等

大健康概念受到关注与重视是一个必然的结果，因为整个国民的健康状况已经威胁到国家的发展和未来。

经济学家郎咸平指出，将来影响中国 GDP 增长的关键，不会再是人口红利下的劳动生产率问题，而是亚健康问题。我们每个人都知道，一旦家庭的支柱生病了会直接导致家庭收入大幅度减少，相应地对国家而言，生病人越多，成年人亚健康比例越高，GDP 的增长就受到的影响越大。

据调查，国内目前有 1.6 亿成年人血脂超标，2 亿成年人超重，3 亿成年人有吸烟习惯。40 年来，癌症的爆发比例较过去激涨了 1 倍。此外，未来 5 至 10 年，可能要投入 1.4 万亿的资金构建 5000 万张病床。显然，民众的健康问题已成为阻碍我国经济发展的最大阻力之一。

大健康时代将与每个人息息相关，更与整个国家的经济命脉相连，没有健康就无从谈经济，而一个健康的国家将能促使一个年轻的国家快速腾飞。

2013 年 10 月，国务院发布《国务院关于促进健康服务业发展的若干意见》，对医药行业形成重大政策利好。“十二五”规划提出，我国医疗卫生健康产业发展重点将从以治疗为主转为预防为主，以传染病预防为主转变为以慢性病预防为主。各项政策都助力大健康产业的长足发展。

2011 年 11 月，国务院发布《医学科技十二五规划》，明确提出“培育大健康产业、新型健康产品开发”的发展目标，这是国家对大健康产业的第一个规划，也是首个明确将大健康产业作为一个整体产业所进行的规划。

无论是现实，还是在如今基础上对未来进行的一个预测，都在告诉我们，大健康时代已经来临，即人人都会开始关心自己的健康，寻求最佳健康解读方案。但另一个问题是，大健康时代的健康不可能在医院中进行，而是随时随地，融入生活的每一个细节，换句话而言，就是培养一种健康的生活理念以及生活习惯，而这正是可穿戴设备最擅长做的事情。

Wearable Medical Treatment 04 国家政策利好

2013年9月28日,《国务院关于促进健康服务业发展的若干意见》（以下简称“意见”）发布，其中提出“非禁即入”，凡是法律法规没有明令禁入的领域，都要向社会资本开放；凡是对本地资本开放的领域，都要向外地资本开放。这使得民营资本进入医疗健康领域的“玻璃门”有望打破。

在《意见》中，国务院还表示，到2020年，将基本建立覆盖全生命周期、内涵丰富、结构合理的健康服务业体系，基本满足广大人民群众的健康服务需求，而健康服务业总规模达到8万亿元以上，成为推动经济社会持续发展的重要力量。

2014年5月，国家食品药品监督管理总局发布《互联网食品药品经营监督管理办法（征求意见稿）》，其有望2015年落地，该办法推行的新政中即包括处方药可在网上销售。同样在5月，国务院发布《关于印发深化医药卫生体制改革2014年重点工作任务的通知》，将推动公立医院改革这一要务放在首要位置，并硬性规定各项任务的具体完成时间。而据媒体报道，2015年公立医院改革将集中出现大动作。

2015年1月12日，卫计委发布《关于推进和规范医师多点执业的若干意见》，提出推进医师合理流动，放宽条件、简化注册审批程序，探索实行备案管理或区域注册，优化医师多点执业政策环境，使得作为医改重点内容的医师多点执业进一步放开。

2015 年 3 月 6 日，国务院印发的《全国医疗卫生服务体系规划纲要（2015—2020 年）》中提到将开展健康中国云服务计划，积极应用移动互联网、物联网、云计算、可穿戴设备等新技术，推动惠及全民的健康信息服务和智慧医疗服务，推动健康大数据的应用，逐步转变服务模式，提高服务能力和管理水平。

由于慢性病远程监护可降低总体医疗费用，具有明显的经济学优势（例如美国糖尿病患者研究表明，远程监护以使医疗费用降低 40% 以上），可以让现有医疗资源最大化利用（我国医疗资源浪费占医疗费用比重超过 30%），解决偏远地区医疗资源严重不足的问题，我国政府对于移动医疗持明确的支持态度。

相关的国家部委出台了系列文件和政策来鼓励、支持移动医疗的发展。工业与信息化部、科技部等分别将个人医疗监护、远程诊断等列入“十二五”规划的发展重点，并且提供相应的资金资助。卫生部也发起和赞助了一些合作医疗服务示范工程内的移动医疗示范项目，包括病例记录、疾病数据和健康质量监控等移动医疗解决方案。

Wearable Medical Treatment 05 懒人经济成催化剂

不想打扫卫生，又爱干净？躺在床上，又想拿东西？不想做饭，又不想出门吃饭，…，现代化的生活打造了很多懒人，他们的要求总是很无理，但却在一步步地开始实现。社会的进步就是让一切都变得越来越简单，越来越方便，换句话说，就是在培养越来越多的“懒人”。

想要真正从这批人的身上挖掘出一点金子，必须准确地抓住他们的消费心理，增强服务的实用性能，以满足“懒人们”“懒到底”的要求。由此，就催生了一个新兴的行业——懒人经济。

马云曾在某次演讲中用多个例子证明这个精彩的世界就是拜懒人所赐（图 4-4）。爱迪生告诉后人，天才就是 99%的汗水加上 1%的灵感，这是因为他懒得想自己成功的真正原因。

世界上最富有的比尔·盖茨，因为懒得读书，所以退学了。之后，他又懒的记那些复杂的 dos 命令，于是，他就编了个图形的界面程序。

可口可乐的老板更懒，尽管有历史悠久的中国茶文化，香浓可口的巴西咖啡，但他实在太懒了。弄点糖精加上凉水，装瓶就卖。没多久，全世界有人的地方，大家都在喝这种廉价的液体，同时也成就了可口可乐这个全球最值钱的品牌。

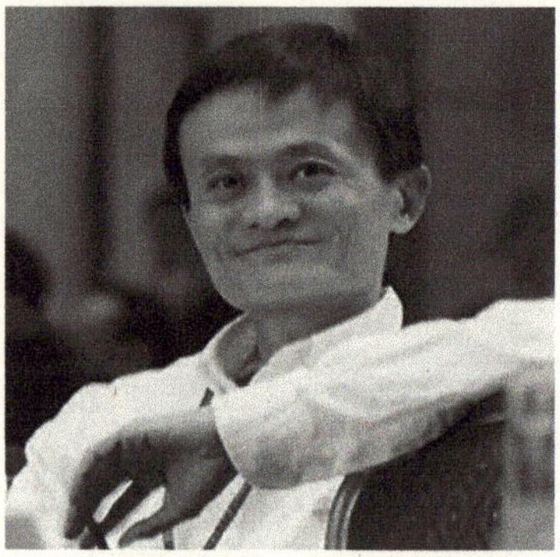

图 4-4　阿里巴巴集团创始人马云

世界上最厉害的餐饮企业，麦当劳，同样有一个懒得出奇的老板。因为他懒得学习法国大餐的精美，懒得掌握中餐的复杂技巧。弄两片破面包夹块牛肉就卖，结果全世界都能看到那个 M 的标志。必胜客的老板，懒得把馅饼的馅装进去，直接撒在发面饼上边就卖，结果大家管那叫 PIZZA，比 10 张馅饼还贵。

有人懒得爬楼梯，才发明了电梯；

有人懒得走路，就发明了代步车、动车、飞机；

……

如今，没有谁离得开这些懒人发明出来的各种东西，只要能让人变得更懒，这样东西就会有巨大的市场，可穿戴设备的机遇就在这里。首先，它能让买东西变得比现在更便捷、安全。未来，将再也不需要记那些烦人的密码，设置重重绑定、验证，到头来还要担心账户的安全，可穿戴设备具有对人体的唯一特性进行快速有效识别功能，这将比再复杂的密码和验证过程都安全。

其次，看病就医，也不需提前预约，排长队挂号，通过可穿戴设备，就能随时随地与医生沟通，而医生能通过可穿戴设备，根据前期反馈回来的各样健康数据，对病人进行诊断分析，同时给予健康生活引导。

可穿戴设备将充当你生活当中的私人助理、医生、健身教练、…，它甚至能读取你的潜在意识，在你自身还未反应过来的时候，它已为你量身打造了想要的生活环境。

Wearable Medical Treatment

第5章

可穿戴医疗生态系统

我们正在大步走向这样一个未来，海量数据处理将覆盖我们生活的方方面面，特别是随着可穿戴设备与移动互联网时代的到来，医疗领域将迎来一场深刻的变革，为医生、患者、医学研究等带来更多的可能。同时，我们也正处在深刻转型中，从基于少量信息了解世界的方式，向基于无限数据量的持续收集，来聚焦新视野的方式转变。

Wearable Medical Treatment 01 大数据医疗平台

阿里云总裁胡晓明认为，云计算与大数据是硬币的两面，未来的医院很可能是数据的医院，而未来的医院管理就是数据的管理，包括患者的数据、家属的数据，将贯穿个人的整个生命周期。这些数据能帮助整个医疗服务突破地域、诊疗时间的限制，并为攻破某些顽固疾病提供可能。

我们正在大步走向这样一个未来，海量数据处理将覆盖我们生活的方方面面，特别是随着可穿戴设备与移动互联网时代的到来，医疗领域将迎来一场深刻的变革，为医生、患者、医学研究等带来更多的可能。同时，我们也正处在一个深刻转型中，从基于少量信息了解世界的方式，向基于无限数据量的持续收集来聚焦新视野的方式转变。

大数据

在古罗马时代，人类还无法计算 10000 以上的数据；在阿波罗登月的时候，当时导航的芯片只有 4K 大小；10 年前，我们还认为 20G

的数据永远填不满；但是在曼哈顿原子弹计划的时候，其裂变的数量级已经达到了 ZB。其实人类肯定不是第一次遇到大数据的问题，只不过“大”的定义在不断变化。

那么到底什么是大数据呢？研究机构 Gartner 对此下的概念，“大数据”是需要新处理模式才能具有更强的决策力、洞察发现力和流程优化能力的海量、高增长率和多样化的信息资产。从数据的类别上看，“大数据”指的是无法使用传统流程或工具处理或分析的信息。它定义了那些超出正常处理范围和大小、迫使用户采用非传统处理方法的数据集。

从这个定义中我们可以知道，大数据最重要的不是如何定义它，而是在于如何使用。真正意义上的大数据已经不能用常规的处理方式进行分析，而当下最大的挑战也在于哪些技术能更好地处理海量数据，并运用于生活的方方面面。

阿里巴巴的王坚对大数据有一些独特的见解，比如：

“今天的数据不是大，真正有意思的是数据变得在线了，这个恰恰是互联网的特点。”

“非互联网时期的产品，功能一定是它的价值，今天互联网的产品，数据一定是它的价值。”

“你千万不要想着拿数据去改进一个业务，这不是大数据。你一定是去做了一件以前做不了的事情。”

显然大数据真正的价值不在于解决现有的那些问题，而是创造，在于填补无数个还未实现过的空白。

那么大数据究竟有哪些方面的创造力呢？我们可以先来看两个例子。

在《大数据》一书中，作者明确地指出了大数据具有变革公共卫生的力量。2009 年甲型 H1N1 流感曾在短短几周之内横扫了全球，许多人觉得世界末日似乎来临了，无论是公共卫生机构还是医学专家，都悲观地认为这次流感将会夺取很多人的生命。而更糟糕的是，当时的专家还没有研发出对抗这种新型流感病毒的疫苗，唯一能做的就是减缓流感传播的速度，但要做到这一点，首先需要知道这种流感出现在哪里，而对这一点，官方显得很无奈。

这时，谷歌公司出来讲话了，大致意思就是他们可以精准地知道这些流感都出现在哪些地方，因为他们有多年来所有的用户搜索记录。之后，谷歌公司把 5000 万条美国人最频繁检索的词条和美国疾控中心在 2003 年至 2008 年间季节性流感传播时期的数据进行了比较，发现所做的预测与官方数据的相关性高达 97%。和疾控中心一样，他们也能判断出流感是从哪里传播出来的，而且他们的判断非常及时，不会像疾控中心一样要在流感爆发一两周之后才可以做到。

所以，2009 年甲型 H1N1 流感爆发的时候，与习惯性滞后的官方数据相比，谷歌成为了一个更有效、更及时的指示标。

另外一个例子就是在今年发生的尼泊尔地震中，一个叫 HDX 网站呼吁人道主义数据交换。这个网站界面清爽，数据分类整洁，可以帮助松散的人道主义组织联合在一起工作。这个网站在非洲埃博拉病毒疫情爆发事件中提供了诊所基本信息、死亡报告及疫情跟踪功能，目前则主要提供尼泊尔数据。

在还没有 HDX 网站的时候，曾经的菲律宾被台风海燕横扫时，美国红十字会地理空间高级工程师 Dale Kunce 曾要求获得数据为应急人员绘制出抢救地图路线，菲律宾政府匆匆忙忙扫描了 40 多页模糊不清的 Excel 表格给他，"甚至都不是由机器扫描的，纸张排列杂乱，数据有效性也几乎没有。"结果不得以找来几十个志愿者当场重新输入信息。

这种后院着火的事情一度屡见不鲜，直到 2014 年联合国人道主义协调事务办公室与全球 Frog 设计公司共同搭建了 HDX 网站（图 5-1）。

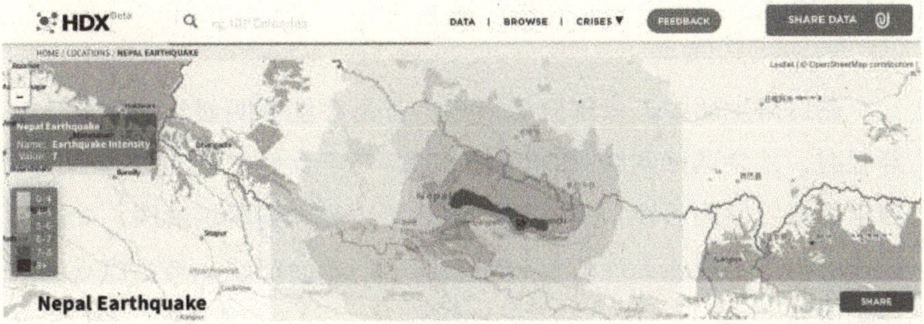

图 5-1　HDX 网站

这个网站的支持小组由来自 80 个国家的 2000 名应急人员组成，他们分析了数百万的尼泊尔数据后，搭建了几个大型数据库，数据范围从紧急需求呼叫到汇报哪些应急人员已经到达尼泊尔，还有地震类型汇报。

这些数据改变了危机，在地震灾区最重要的就是地理空间数据，HDX 可以指导哪里是道路，哪里是城镇，医院在哪里。如此，外面进入的救援人员才知道哪里被堵上了，哪里可以让直升飞机降落。

在移动互联网时代，每时每刻都在不停地产生数据，如果不能很好地将这些数据利用起来，那么它们就完全成了一堆越来越庞大只会占据空间的垃圾。但是相反，如果我们能通过一些方式将这些数据利用起来，将会为我们的生活带来方方面面的便利，特别是如上面两个例子，将挽救许多人的生命。

除此之外，在互联网之风吹向医疗领域的今天，大数据也将在其中扮演举足轻重的角色。

大数据预诊

在日常生活中，大部分患者通常都是在能够明显觉察到身体不舒服时，才会选择到医院就诊。比如，对于女性中的乳腺癌患者，通常都是发展到后期，觉察到严重的不适后才到医院就医，而这时往往已错过了最佳治疗时机，随之而来的是治疗成本与治疗难度的大幅上升。

但上述这种情况很可能会随着大数据与可穿戴设备相结合的医疗所改善。比如，可以在女性内衣里植入高精度灵敏的传感器，用于实时监测可能引发乳腺癌的各种身体指标数据，然后及时反馈到用户的可穿戴设备终端。如此，一旦出现有乳腺癌的趋势时，设备就会及时发出警告，提醒用户迅速到医院进行诊断、调理、治疗，这对于女性而言是一种超越所谓“刚需、痛点”之上的需求。

因此，可穿戴医疗的未来，在我看来其中一个很重要的特性，就是将当前的疾病治疗模式前移至疾病预防，整个医疗服务的重心也将从短期急性病医疗向着慢性病治疗和预防性的健康保健转变。而且通过可穿戴设备以及大数据、云平台、人工智能的融合，还能借助于对用户日常生活行为习惯、饮食习惯等方面的监测做出分析、预测、判断，及早地提醒用户进行相应的调整，达到预防疾病的效果。

当越来越多的可穿戴进入到我们的日常生活时，整个疾病诊疗过程也正在从“治已病”转向“治未病”。这个场景的实现，对传感器的精准度，以及大数据分析平台的搭建都提出了较高的要求。

首先，在前期的数据监测与收集中，传感器要保证这些数据绝对精准，即要能达到医疗的级别。其次，在数据产生后，对其进行的后期处理分析显得至关重要，这是整个可穿戴医疗的核心环节，因此，分析环节需要专业级别的医疗团队参与。最后，是数据的存储与反馈，这里涉及一个隐私安全问题，这也是整个互联网时代人人都会遭遇的威胁。

这一应用可实现医疗前移，由“治已病”向“治未病”转变；同时也可以缓解医疗资源分布不均衡的矛盾。更高级的应用，这些可穿戴设备可直接作为治疗手段，比如可穿戴的除颤器等。

智能硬件 My Spiroo（图 5-2）可以帮助患者评估哮喘何时可能发作、哪些外部病原体与因素会导致哮喘发作等方面的情况。

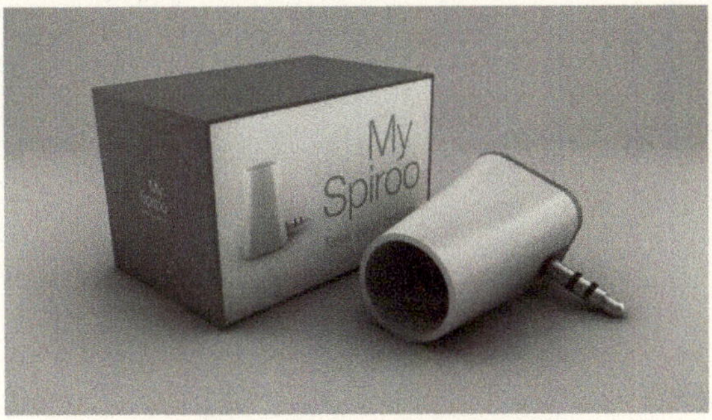

图 5-2　智能硬件 My Spiroo

由于 My Spiroo 的联网特点，开发团队计划向配对应用中添加地理位置信息和统计数据，同时从用户中收集哮喘病数据。这样，My Spiroo 就可以向那些对某种花粉或污染水平有反应的患者发送警告信息，帮助用户管理他们的吸入器。巴基塔拉说：“我们会收集设备上的数据，实现这种数据的可视化，掌握全球哮喘患者的总体情况”。

卡罗莱纳州的医疗系统开始利用大数据进行高危病人的医疗防范，它们针对高风险病人将 200 万人的用户数据融入一套算法，评估发病几率，从而实现在病人发病之前进行医疗措施。比如一个哮喘病人，医院可以通过了解他是否加大药物剂量、是否购买过香烟、是否居住在高花粉区域计算出该病人被紧急送往抢救室的几率。又如一个健身房会员，系统同样可以借助分析他购买过哪类食品评估他得突发心脏病的几率。

未来的医疗就如 Gartner 的分析师 Robert Booz 所说，“传统的评级和保险业已经伴随医疗改革消失，现在所努力的方向是积极的治疗管理。我们知道你有糖尿病风险，在你病症显现前我们就会采取行动”。

Wearable Medical Treatment 02 个性化远程诊疗服务

1861 年，一位法国医生将一个薄笔记本卷成圆筒，以听清患者心脏跳动的声音，这个举动催生出听诊器，临床医学迈出一大步。2016 年，医生坐在办公室里，就可以通过一部智能可穿戴设备反馈的信息查看地球另一端某个病人的心电图，这就是正在发生的医疗技术革命。

未来，医生和患者可以不在一处（图 5-3），但是却能解决在医疗过程中的所有问题，如果可以不那么严谨的话，我想把这种情况称为远程医疗。随着人们对自身的健康意识加强，这个市场正在不断被挖掘开拓，逐年向前推进。

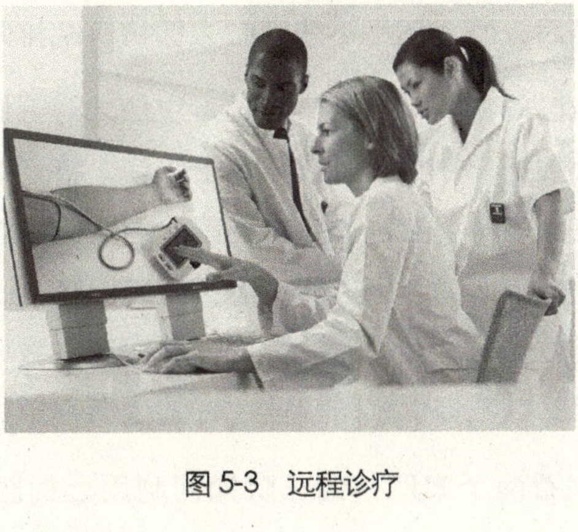

图 5-3 远程诊疗

①根据 BBC 研究和 Towers Watson 发布的报告，到 2016 年全球远程医疗市场规模将增加至 270 亿美元，其中虚拟医疗服务将贡献 160 亿美元。

②根据 IDC 报告，到 2018 年，医疗机构组织 65%的“互动”将通过移动设备完成。到 2018 年，70%的医疗机构将推出应用软件，提供可穿戴设备，拥有远程监控，提供虚拟治疗。

③2014 年，谷歌风投公司所投资资金中，有超过三分之一份额进入健康医疗和生命科学公司口袋。

在健康医疗领域，远程医疗将为患者和医生双方都带来深刻的意义。比如，远程诊疗能够将医生会诊次数减少 93%，这样就能为消费者每次会诊节省 103 美元，紧急救助会诊节省 1067 美元。根据研究报告，50%的医生会诊可以通过虚拟会诊完成，70%的电子病历可以通过虚拟方式完成。

不过，远程医疗的兴起，最大的受益者应该是病人。随着新技术出现，病人能够接受到更快、质量更好、效果更佳的救治。

互联网时代，患者或许还得坐在电脑面前才能和医生对话，最大的缺陷就是医生不能获取与患者相关的医疗数据，因此往往不能做出精准的诊断，最后，患者还是不能逃脱去拥挤医院排队就诊的过程。

但是可穿戴设备将能解决这一问题，它最大的价值就在于从人体身上收集到的大数据，并将这些数据用于医疗。特别是对于慢性疾病的管理，附着在身体各个部位的传感器都会时刻监测患者身上的各项身体指标，在发生不适时，患者的主治医生早已获取了患者的相关数据，甚至还有反应平时生活习惯的数据，根据这些数据，医生便能快速给出诊断结果，以及提供预防建议、好的生活习惯等。

我们可以来看两个案例，即医院如何利用远程医疗服务解决病人，特别是慢性病患者再入院率高的问题。

2012 年，美国医疗服务保险和医疗补助服务中心开始对 30 天内二次入院的充血性心脏衰竭(CHF)、慢性阻塞性肺疾病(COPD)或肺炎患者的首次治疗医院实施惩罚制度。在未来的几年内，惩罚制度将覆盖越来越多的疾病种类，惩罚力度也会随之加大。所以，医院都在想方设法地降低患者在 30 天内的二次入院率，这个比例在所有参保患者中约占 20%，但患有以上三种疾病的患者二次入院率要高出很多。

如何解决这个问题？为患者提供远程医疗服务，即远程家庭护理、远程护理或远程医学的远程监控模式。患者或其护理人员借助可穿戴设备，可以直接在家里提供每天更新的医疗数据。大部分医院目前主要采用的移动工具是电脑、智能手机或无线通信设备。数据被传输给位于某医疗服务中心的护士或相关医疗人员，他们查看后标记出异常情况以便随访处理。

麻省总医院将 150 名最近入院治疗的 CHF 患者随机地安排常规出院后护理或远程监控护理，为期 6 个月。患者将生命体征数据传送给一名护士，该护士将发现的任何潜在问题报告给一名医生。加入被远程监控组患者的各种原因再入院率和与心脏病相关的再入院率都比另一对照组降低(0.64 对 0.73)，虽然在数据上体现出来的差别并不明显。不过，这项研究并非是为了论证再入院率的降低，而是为了评估远程监控患者状况的可行性。

美国未来学家阿尔文·托夫功多年以前曾经预言，“未来医疗活动中，医生将面对计算机，根据屏幕显示的从远方传来的病人的各种信息，对病人进行诊断和治疗”。传统的望、闻、问、切将可以通过远程医疗实现，比如依靠精准的传感器，医生就可以在另一端诊断患者各体征状态是否健康。

而随着可穿戴设备技术的成熟与完善，代替原先的电脑、智能手机后，会使远程医疗服务更加快捷有效。特别是在数据的处理方面，无论是患者还是医生，在大数据分析平台建立的前提下，所有的信息会变得一目了然。在这个过程当中，医生充当为患者诊疗治病的职能会变得越来越弱，而更多地将专注于医疗大数据的分析以及相应的医学研究。未来的患者将直接通过可穿戴设备的医疗大数据平台收到诊疗、体检报告等。

医生与患者的概念将在生活中被淡化，医生会虚拟化，患者也不会因为经常要去医院而一次又一次地暴露在公共视线中，以被不断地提醒他是一个患者。每个人都将变成一位健康达人，并配备一名高效的私人医生，特别是对于人口众多，医疗资源稀缺又配置不合理的中国而言，远程医疗将会成为解决这些问题的关键。

Wearable Medical Treatment 03 健康管理

健康管理

健康管理最早出现于美国，尽管美国拥有全球最富裕的医疗卫生资源，也承受不了快速增长的医疗费用。人口老龄化、慢性病的压力使美国每年花费近两万亿美元，然而收效甚微，由于健康问题造成的生产效率下降，也已经威胁到美国经济与社会的发展。

有关资料显示，在美国人群中最不健康的 1%与患慢性病的 19%共用了七成的医疗卫生费用，而最健康的七成人只用了 10%的医疗费用。每个人都有可能成为最不健康的 1%与患慢性病的 19%，假使只关注疾病人群，只在“诊断与治疗”上投资，而忽视各种健康危险因素对现在健康的八成人的损害，那么疾病人群必将不断扩大，美国现有的医疗系统必将不堪重负。

在医疗服务花费继续高涨时，美国的保险公司与企业注意到一个令人震惊的数字，八成的医疗支出用在了治疗那些可预防的疾病上。一战前，美国的红十字、蓝盾等保险公司发现给大公司做医疗保险，如果早期进行疾病的预防管理，就可以大大降低医疗费用，大约前期投入10%的健康管理费用，就可以降低90%的医疗费用，这是很大的一笔开支。

实践证明，通过健康管理计划，在1978至1983年间美国居民的疾病发病率大幅度下降，其中高血压与冠心病分别下降4%与16%。同样，对于美国的企业与个人也都有这样一个秘密，即90%与10%：90%的个人与企业通过健康管理后，医疗费用降到原来的10%；10%的个人与企业未参加健康管理，医疗费用比原来上升90%。如今的美国已经有超过70%的美国人享受健康管理组织的服务。

在当前的中国，也面临着当年发生在美国的医疗费用不断上升这个事实。随着人们物质生活水平的不断提高，因各种不良生活方式导致人们患病的概率和风险增高，引发健康需求的加大，造成临床医疗负担加重，医疗费用支出增加，致使居民“看病难，看病贵”的问题更加严重。而缓解这一严峻事实的方法之一，就是建立一个以预防为主的健康管理体系。其中的关键，是建立健康档案管理平台、病例信息电子化等，简单而言，就是要乘着互联网+这股劲风，让人人都参与健康管理，开启真正的“未病”时代。

开启“未病”时代

无论是可穿戴医疗还是“互联网+”医疗，或者移动医疗、智慧医疗等，最终的导向不是为了治病，而是为了预防疾病的发生，这也是整个大健康时代的基础。

据世界卫生组织数据研究显示，1/3的疾病是可以事先预防的，1/3的疾病则可以透过早期治疗达到一定的效果，1/3的疾病透过信息的沟通可以强化医疗效果。

在我国源远流长的中医药学文化中，就包含“治未病”的思想，“圣人不治已病治未病”、“上工救其萌芽”、“务在先安未受邪之地”等名言一直传诵至今。因此，对于国人而言，传统的养生之道与“治未病”或许有异曲同工之效，但不全然是。最大的不同在于，真正的“未病”时代不是建立在所谓的食疗、养生之道上，而是在将一切生命体征精准量化了的可穿戴医疗上。

很多人都相信，未来更多的可穿戴设备将会运用在医疗领域。如今的可穿戴设备应用只发展到初级阶段，即采集数据以及发送到对应的云平台。但是更深入的应用是，对收集到的数据进行大数据分析，而后发现疾病，并采取治疗这一过程。唯有达到这个应用阶段，才有可能实现医疗前移，由“治已病”向“治未病”转变。相对当下中国的医疗条件而言，这一深入的应用，更大的意义在于可以缓解医疗资源分布不均衡的矛盾。

Wearable Medical Treatment

第6章

可穿戴医疗案例

随着可穿戴设备时代的到来，更加微型化、便捷式的可穿戴医疗设备，使许多患者不但解脱了因疾病治疗过程中需要承受的痛苦，同时因可穿戴医疗的兴起，数字化医疗、远程医疗，让患者能拥有更多的主动权，在就医的过程中了解自己的病情。

1946年2月14日在美国宾夕法尼亚大学，名为埃尼阿克（eniac）的世界第一代电子计算器诞生，它重30吨，占地150平方米，肚子里装有18800只电子管，不得不说是个庞然大物。1981年，第一台个人计算机诞生，从此个人计算机开始了“飞入寻常百姓家”的时期。期间不过短短30多年，但是谁也没有想到，今天的电子计算机居然可以轻巧到直接拿在手上，并且正在不断地颠覆着每个人的生活。

现在许多的医疗设备就像第一代计算机一样，是一些让没有医学专业知识的普通人难以驾驭的复杂机器，往往还需要其他各种设备的配合才能完成对人体的检测，有时候不仅存在较大的误差，还对被检测的人造成精神与肉体上的双重痛苦。

随可穿戴设备时代的到来，更加微型化、便捷式的可穿戴医疗设备，使许多患者不但解脱了疾病治疗过程中需要承受的痛苦，同时因可穿戴医疗的兴起，数字化医疗、远程医疗让患者能拥有更多的主动权，在就医的过程中了解自己的病情。

现在通过以下几个案例来了解可穿戴医疗在生活中的应用。

Wearable Medical Treatment 01 糖尿病：Smart Diapers

Smart Diapers（图 6-1）智能尿布是来自美国 Pixie Scientific 公司正在研发的一款产品，它是一款智能尿不湿。Smart Diapers 除了拥有普通尿不湿的功能之外，最大的特点是能对婴儿的尿液进行检测分析，得出婴儿的健康情况。

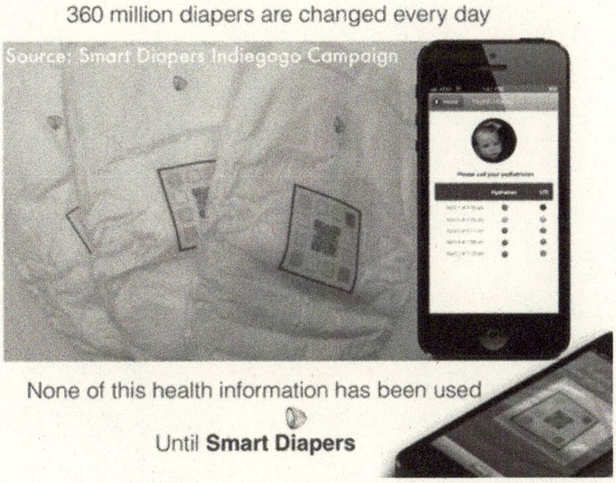

图 6-1　Smart Diapers

婴儿的父母或者医生都可以通过智能设备的扫描二维码功能，对尿布上的二维码进行扫描，就能判断出婴儿的健康状况。检测的数据能够反映出许多婴儿的健康问题，比如尿路感染、长期脱水以及潜在的肾脏问题等。

根据世界卫生组织的报告，世界上有10%的成年人都患有糖尿病。可怕的是，这个问题将日益严重。儿童或年轻人最容易患Ⅰ型糖尿病，而Smart Diapers 能够对Ⅰ型糖尿病进行早期干预和治疗。

Wearable Medical Treatment 02 心血管疾病：ZIO PATCH

根据世界卫生组织统计，每 10 个死亡的人中就有 3 个是心血管疾病患者。而根据 Heart.org 的报告，心血管疾病已成为全球的头号死因，每年有 1730 万人死于该病，这一数字预计到 2030 年将增加到 2360 万例。

而值得注意的是，他们中八成都是可以预防的。最近一款名为 ZIO Patch（图 6-2）的无线设备能够监测多种心率失常，例如房颤，其准确度甚至优于霍尔特氏动态心电监测仪（Holter monitor，下称 Holter）。过去半个世纪中，Holter 一直是移动心率监测的标杆。

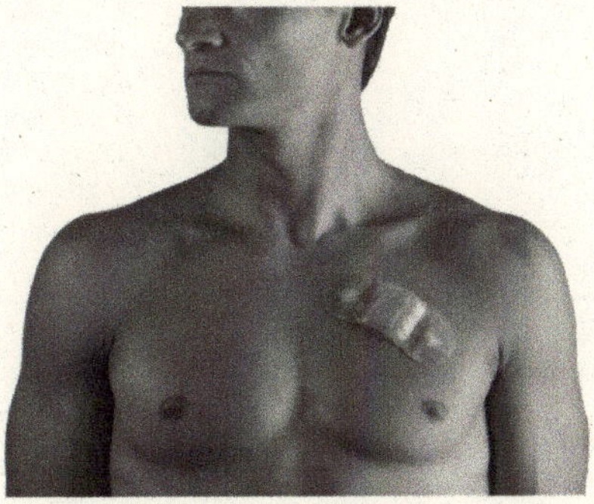

图 6-2　ZIO PATCH

在实际的实验中，斯克利普斯应用科学研究所（Scripps Translational Science Institute）比对了146位病人的ZIO Patch与Holter心电图仪数据（这些病人的病情同时适合ZIO Patch与Holter的监测）。结果发现，ZIO Patch总计识别出了96位心率失常患者，Holter识别出了61位。

Wearable Medical Treatment 03 助医生远程监控患者心脏健康：CardioNet

来自美国的 CardioNet 是一家纳斯达克的上市公司 CardioNet，是业界领先的无线医疗技术企业，这家公司的重点是针对心律不齐患者的诊断与监控。

CardioNet 研发的可穿戴设备 MCOT，能够远程捕获和传输患者心脏数据（图 6-3）。该设备几乎可在任何地点完成心电监护、分析和诊断，确保患者在离开医院后，医生仍然能够获得重要的医疗信息。

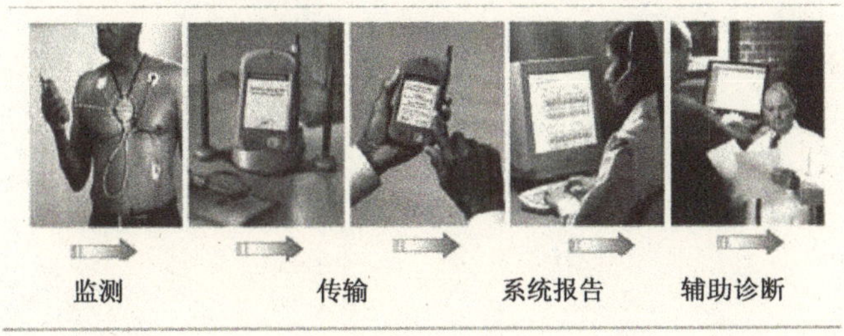

图 6-3 CardioNet 系统流程图

CardioNet 公司总裁兼首席执行官 JosephCapper 指出，“通过让患者佩戴我们全新的 MCOT 设备，心脏科医生可以轻松监控患者，获得患者日常活动时的精确心脏功能视图”。

除此之外，MCOT 所检测到的数据，通过网络传输到公司监控中心。基于专业医疗机构的支撑，以及公司在大数据方面的研究，CardioNet 的后台能够对这些数据进行深入的分析诊断，并且生成报告发送给患者。同时，一旦发现患者出现异常心率，还能及时发送到监控中心供专门的医护人员记录和分析，并在侦测到生命危机时及时向医生发出警报。

Wearable Medical Treatment 04 孩子和孕妈的健康：Ritmo

根据世界卫生组织的报告，全世界每天约有 800 名妇女死于与妊娠或分娩有关的并发症。而 Nuvo Group 开发的这款穿戴式设备 Ritmo（图 6-4），允许准妈妈们 24 小时监测宝宝的心跳和运动，同时还能帮助妈妈对孩子进行早期教育。

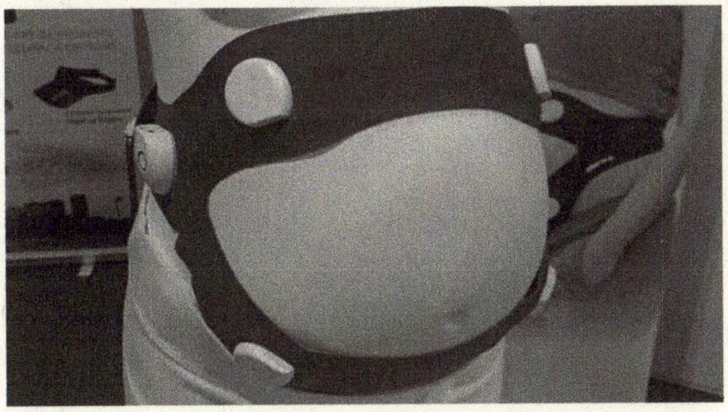

图 6-4 Ritmo

Ritmo 是一个环绕在孕妇肚子上的安全绷带，共分为三个版本，Beats、Surround 和 PregSense。其中 Beats 版可以检测待产妈妈和婴儿的心跳等体征信息；Surround 版是在 Beats 基础上加入了胎教功能，可以通过手机 APP 给宝宝播放舒缓的音乐等音频信息；而 PregSense

是 Beats 版的医疗专业版，除了检测体征，还可以分析识别怀孕期间出现的问题和妊娠并发症的早期症状。

Nuvo Group 的创始人兼 CEO，Oren Oz 表示，这款设备可以从腹部表面记录孕期发生的一切，并表示他们的目标就是尽可能降低相关并发症的风险。

Wearable Medical Treatment 05 不吃药会怎样：Proteus Digital Health

假使患者不服药将会怎么样？在新英格兰医学期刊上的一篇科技文章中指出，“很显然只有患者密切遵从医嘱时，有效的药物才能发挥它的作用。”

文章还指出，一半的患者都不会按规定服药。但是如果你不仅可以追踪患者是否服药，还能对患者的生理有一个持续的影响，那又将会怎样？

Proteus Digital Health 是一家医疗服务公司（图 6-5）。他们提供的医疗服务数字化，而且将最新研发的药物与移动、可穿戴和云计算等技术融合，实现医生与家属一同参与到患者的健康管理中。它的核心技术是反馈系统，让患者了解个人健康，以及他们的生理反应。而贴在你皮肤上的一片一次性“膏药”，可以允许穿戴者监控他们身体的生理反应和行为。根据 Proteus 的网站消息，贴片从传感器接收信息，监测心率、活动和休息，并将信息发送到移动设备。

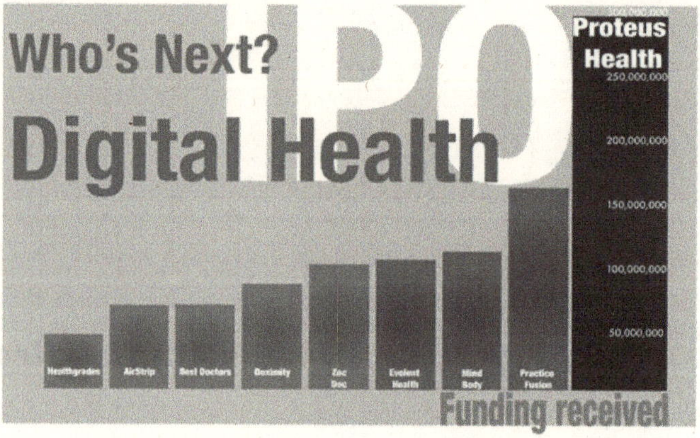

图 6-5 Proteus Digital Health

英国《金融时报》的一篇文章将 Proteus 的方案评为“一个联网的传感器如何帮助医疗专业人士跟踪治疗的典型例子。”目前 Proteus 的产品已经通过欧盟 CE 认证和美国 FDA 的准许。而且这家公司已经拥有 2.915 亿美元的总融资额，有潜力也有资本开拓市场了。

Wearable Medical Treatment 06 可穿戴病例：Google Glass

2014 年 6 月，位于加州山景城的电子病例公司 Drchrono，为谷歌眼镜开发了一款新的应用，并称之为首个“可穿戴病例”（图 6-6）。医生只需在 Drchrono 注册，即可免费下载使用这款为谷歌眼镜设计的 APP，用它来录制看病或手术过程，当然事先需要征得患者的同意。录制的视频、照片和笔记都存储在病人的电子医疗记录或基于云存储和协作的 Box 云盘当中，患者可以随时查阅。

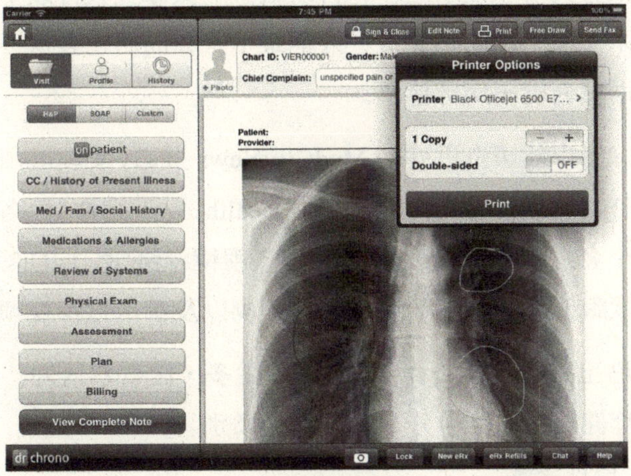

图 6-6　可穿戴病例

国外一家名为大脑能量（BrainPower）的初创公司，目前正在研发一款针对自闭症儿童的谷歌眼镜 APP，该程序能够在谷歌眼镜中播放时下最流行的卡通片人物或者场景图片，当自闭症儿童在佩戴谷歌眼睛同其他人交流时，谷歌眼镜能够显示出不同的卡通画面以表达出佩戴者所想表达出的语言和心情。

如果佩戴者希望同对方进行眼神的交流，那么只需看着对方的眼镜，此时谷歌眼镜自动会切断卡通画面的播放而直接显示对话者的面部。佩戴者通过这样的方式，能够为自己获得积分，就像孩子们所熟悉的视频游戏中的关卡那样。大脑能量公司研发的另外一款谷歌眼镜的应用程序，能够将佩戴者的注意力集中到对话者的眼睛上，因为研究发现自闭症的儿童在同他人交流时会更多的注意说话人的嘴部动作。

谷歌眼镜还能增强外科手术中的现实感，为医生提供全身的图像信息，降低外科手术失误率；能对病房门、药品及医疗设备上的二维码进行扫描，以即时更新和同步正确的患者医疗记录；可以接管手术室中的大部分文书和记录工作，谷歌眼镜的摄像头会持续不断地拍摄医生的手术操作，画面和声音一并记录下来；而后它会从录像中提取数据，帮助填充电子病历信息。

据美国医疗健康资讯网站 MedCityNews 报道，美国加州圣地亚哥县巴洛玛公共医疗保健社区（Palomar Health，以下简称“巴洛玛社区”）正进行一个名为“Glassomics”（意为“眼镜经济学”）的医疗项目，计划将谷歌眼镜用于医疗管理、疾病预测以及手术过程视频直播等。

巴洛玛社区首席创新官（CIO）奥兰多·波泰尔认为，谷歌眼镜应用在医疗健康产业中可分为以下六大类别。

- 差异性诊断；
- 能够远程传送病人情况的视频；

- 不同部门工作流程应用，如急诊室调取病人病历、接收重点护理病人的预警信息等；
- 查看关键症状、病历和化验结果等信息；
- 将手术过程以视频形式发送，用于教学或会诊；
- 药物管理，如扫描药房或病人床头所放置药品的条形码。

显然，许多医疗机构及医生都非常看好谷歌眼镜未来在医疗领域的运用，而且目前已经有个别医院的医生已经开始使用谷歌眼镜了（图 6-7）。

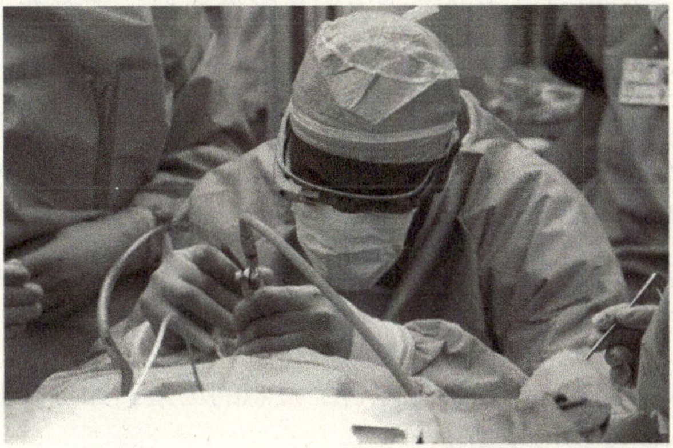

图 6-7　医生佩戴谷歌眼镜进行手术

美国现有六家诊所正在使用 Augmedix 开发的谷歌眼镜软件。当医生和患者进行交谈时，这款软件可以自动将患者信息输入一个电子表格。由于谷歌眼镜有视频功能，因此这款软件甚至可以理解患者通过非语言形式进行的交流活动，比如可以识别患者所指的身体疼痛部位。

在加州大学旧金山分校医院的手术室里，主治医师皮埃尔·西奥多尔（Pierre Theodore）医生利用谷歌眼镜上的显示系统查看 X 光片，同时又不必离开手术室或咨询其他科室的同事。另外，他还能通过语音指令控制这款设备。

西奥多尔指出，“我的眼睛需要在身前的手术患者和眼前的各项重要信息之间进行切换，但这根本不会转移我太多的注意力。我认为，谷歌眼镜可以成为而且也将成为一款具有革命性的产品”。

此外，在谷歌眼镜刚发布的时候，就已经有许多人对它将在医疗领域内产生的作用充满期待，他们建议谷歌眼镜可以如下使用。

- 放射科医生无需用平板电脑或智能手机，就能观看身体影像了，因为谷歌眼镜可以直接将这些影像显示在医生佩戴的眼镜上；
- 外科医生可以边做手术边查看影像资料，不必在需要观看影像或电脑时把头抬起来；
- 患者可以查看任何街道的医疗资源，并且与该区域的医疗服务机构进行交流，了解可利用的医疗资源、价格、医生在 Angie's list 网站上的排名，他们所接受的医疗保险种类等；
- 一边与患者和同事保持眼神交流，一边检索关于某种疾病状况的信息。

谷歌眼镜发布三年后，这些曾经设想的场景，如今有很多已经实现，甚至有些还超出了想象。

Wearable Medical Treatment

第7章

个人可穿戴健康装置

用于医疗行业的可穿戴设备，相比健身类的可穿戴设备，有更高的要求。因为这类可穿戴设备必须获得医疗机构的资格证书，以及医生的认可，它们的功能也比较单一，即针对某一疾病单独研发。那么，具体都有哪些呢？本章将向读者详细介绍这些应用于医疗领域的可穿戴设备。

可穿戴设备从概念被引爆至今，已有三年左右的时间，而在这几年的时间里，出现了各种各样形态各异的可穿戴设备，几乎可以覆盖身体的方方面面，将整个人武装得严丝合缝，不过就目前的产品质量而言，如果真出现这样一个人，一定会像一个收破烂的人一样，仿佛穿戴着一身的垃圾。

暂且先撇开这些不谈，整个可穿戴设备目前的发展是遇冷也好，还是再次引爆也罢，这些目前表述的大部分是针对建设、娱乐等应用领域内的可穿戴设备，而医疗领域内的可穿戴设备，将因“互联网+”的趋势，呈持续的火热状态（图 7-1）。

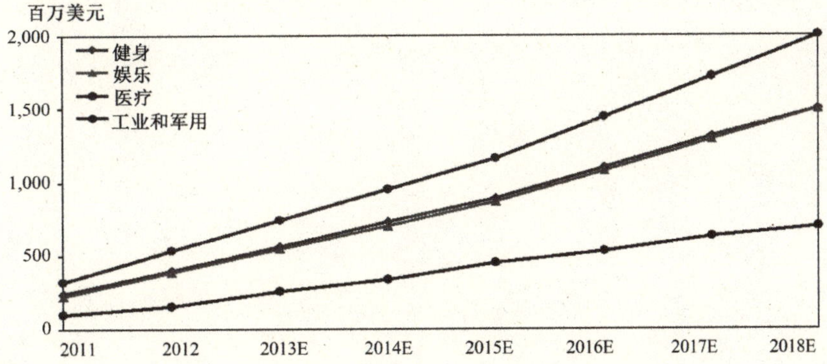

图 7-1　可穿戴设备未来 3 年在不同应用领域内的发展趋势

或许有些人会混淆健身类可穿戴设备与医疗类可穿戴设备，在此，我将做一个简要的澄清。目前大部分的智能手环都属于健身类的可穿戴设备，因为它的主要功能就是采集用户在运动过程中的各样体征数据；智能手表则包含了智能手环与智能手机的大部分功能，即既可以用于健身，同时也可以用于通信以及娱乐等。而用于医疗行业的可穿戴设备，相比健身类的可穿戴设备要求会高很多，因为这类可穿戴设备必须获得医疗机构的资格证书以及医生的认可，它们的功能也比较单一，就是针对某一种疾病研发，那么，具体都有哪些呢？本章将向读者介绍这些应用于医疗领域的可穿戴设备。

Wearable Medical Treatment 01 头

Muse 脑电波头带

Muse 头带（图 7-2）由加拿大的一家新创公司 InteraXon 研制，内置 7 个传感器，能够监测到用户大脑中负责说话、关键思维和聆听的脑电波，并且能在对脑波信号分析之后进行对应的操作。它最大的特点就是将冥想放松机制同可穿戴技术结合，让用户能够深入了解自己大脑内的活动。

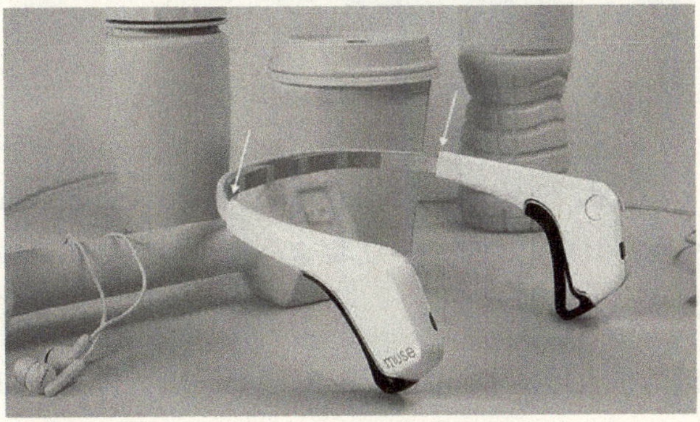

图 7-2 Muse 脑电波头带

与 Muse 头带搭配使用的是一款名为 Calm 的神经反馈应用，该应用通过语音和图像来刺激用户的脑电波，为其展示类似于日落时的沙滩等比较祥和美好的景色，从而帮助用户放松身心。

Halo 头环

2012 年，Halo 的创始人之一发现自己在地下室触到一些生物电时，自己大脑会有一些奇妙的感受，由此，他便开始研究刺激与大脑之间的关系，这就是 Halo 头环的原型（图 7-3），而且之前很多报告都指出一定的生物刺激可以增强大脑的注意力。

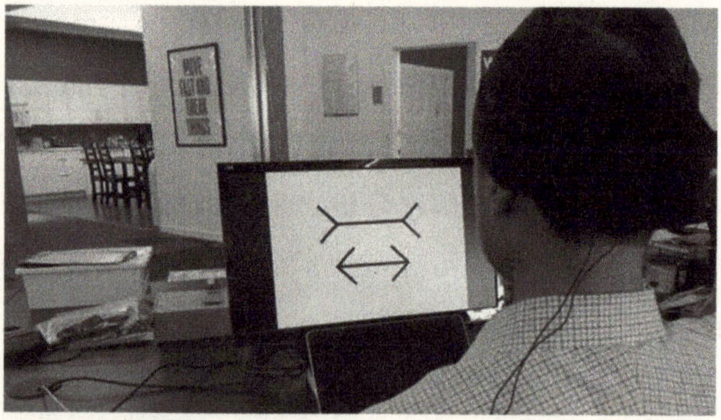

图 7-3　Halo 头环

2014 年，Halo 获得了硅谷著名投资人 Marc Andreessen 150 万美元的种子投资，但提出的要求是要将这个高科技的头环打造成可以通过“神经调节”激发大脑潜能。

Halo 的两位创始人 Daniel 和 Brett Wingeler，曾在 NeuroPace 工作了数年，后者创造了大脑植入医疗设备，支持用电刺激来减轻癫痫发作患者的痛苦。但是 Daniel 想创造一些不需要开刀、不只是病人才能用的头部刺激设备，况且最近牛津大学的研究已表明颅电刺激不通过内置的方式也能达到相当效果。

目前，公司没有透露太多细节，此外也正在申请知识产权和 FDA 的批准。

Cefaly 智能头带

Cefaly 智能头带（图 7-4）主要是为偏头痛患者研发的一款智能穿戴设备，也是特定许可疼痛发作前使用的经皮电神经刺激(TENS)器械。Cefaly 是为偏头痛预防提供的一种药物替代选择。FDA 器械与放射卫生中心器械评价办公室主任 Christy Foreman 说，“这款器械可以帮助无法耐受目前偏头痛药物的患者，预防偏头痛或治疗发作。”

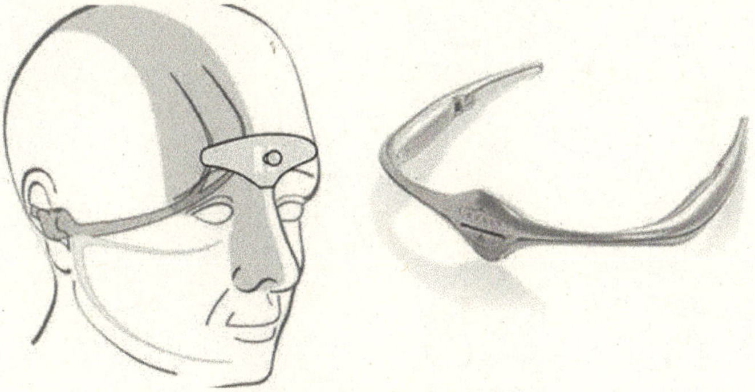

图 7-4 Cefaly 智能头带

据悉，这款设备是由比利时的 STX-Med 公司生产，除了美国以外，还将在加拿大地区上市，售价 349.99 美元（约合人民币 2100 元）。

偏头痛的特点是强烈脉冲或头部某一部位的搏动痛，同时伴随恶心或呕吐，以及对光线和声音敏感。偏头痛不经治疗时，可持续 4 至

72 小时。根据美国国立卫生研究院的信息，这些令人衰弱的头痛影响全球大约 10%的人，而在妇女当中偏头痛更为常见，发病率是男性的三倍。

Cefaly 是一种小型、便携式、电池动力的处方器械。用户在使用时通过自粘电极将该款器械定位在前额中心，眼睛正上方，其两端则架在耳朵上面，头带中间的自粘电极位于双眼之间。随后，这款器械会将一种电流输送到皮肤及皮下组织，以刺激与偏头痛有关的三叉神经分枝。在电极作用部位，用户会有刺痛感或按摩感。

FDA 基于一项在比利时进行的 67 名患者参与的临床研究评价了这款器械的安全性和有效性。这项 67 名患者参与的研究显示，使用 Cefaly 的患者与使用安慰剂器械的患者相比，每月偏头痛发作的天数显著减少，使用更少的偏头痛发作药物。

Wearable Medical Treatment

02 身体

LUMOback 智能腰带

由 Lumo Bodytech 推出的一款名为 Lumoback 的智能腰带，或许能改变如今困扰很多人的腰疼问题。

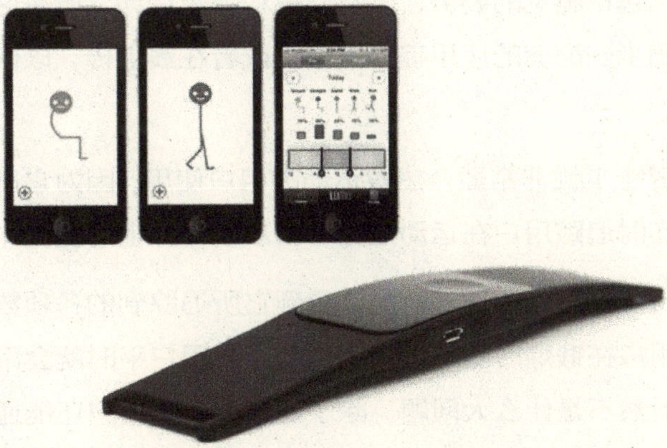

图 7-5　LUMOback 智能腰带

Lumoback 的内部嵌入了一枚传感器，能够通过蓝牙与 iPhone 相连，并对用户的下背部进行监控。一旦佩戴者出现坐姿不端正的情况，Lumoback 便会通过柔和的震动来提醒用户纠正坐姿。

除此之外，Lumoback 还能够对用户的日常活动进行追踪，比如坐、站、走路、跑步或睡眠。与之配套的应用有能够计算走过的步伐、燃烧的热量、站立时间、坐着的时间、起立的次数。应用甚至会在每天结束时给用户评分。

Hexoskin 智能 T 恤

一家名为 Hexoskin 的创业公司，在美国航天局和加拿大航天局的帮助下，开发了一件智能 T 恤。在白天，Hexoskin 可以测量心率、心率变化、步数、卡路里消耗和呼吸等数据；到了晚上，它还能追踪睡眠和环境，包括睡觉的姿势，以及心跳和呼吸活动。所有这些数据会通过蓝牙同步到配套的应用程序当中，或者在线上传，以供远程教练实时查看。

这款智能 T 恤非常适合热爱运动的用户使用，因为它最大的特点就是能够实时追踪用户在运动过程中各项生命体征的变化（图 7-6）。

只需将手机与之相连，就能够看到它所追踪到的各项数据。实时追踪需要用户在锻炼时随身携带手机，如果用户平时就会用手机来听歌，那这显然不是什么大问题。除了应用之外，用户还能通过在线页面查看这些数据，且两种格式的数据都可以被分享到社交网络上，或交给教练进行进一步分析。

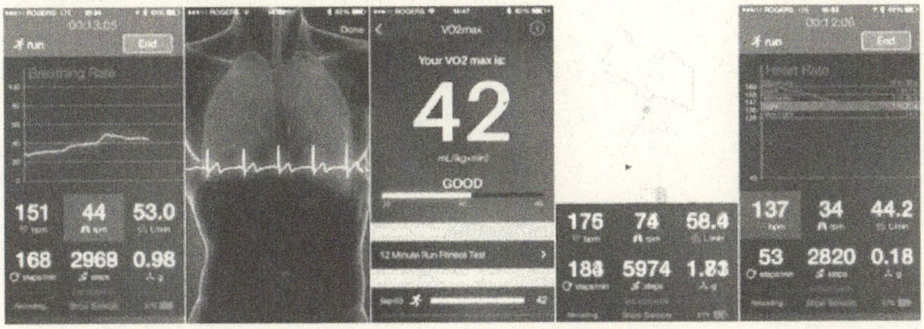

图7-6 Hexoskin 智能T恤应用

在晚上，Hexoskin 可以追踪睡眠质量、睡姿、心跳和呼吸活动。对于运动员来说，这些都是重要的数据。因为在夜间，身体会进行自我修复并增长肌肉，健康的睡眠周期几乎和有效的训练项目同样重要。

Wearable Medical Treatment 03 手

电子纹身温度计

电子纹身温度计（图 7-7），这是一款新奇的可穿戴设备，由伊利诺伊大学研究人员开发，由于它的表面酷似纹身，所以研发团队给它起名叫“电子纹身”。

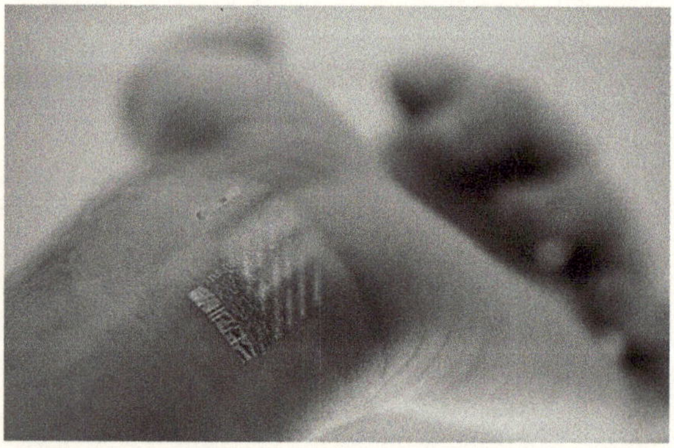

图 7-7　电子纹身温度计

它是一个可直接贴在人体表面的超薄电路（图 7-8），主要是用来监测人体的温度，以分析不同时期温度的峰值，并且还能够通过静脉监测血液中热能的流动情况，了解人体血液循环与血管扩张与收缩的情况，该项目的负责人 Rogers 教授称它对心血管健康十分重要。

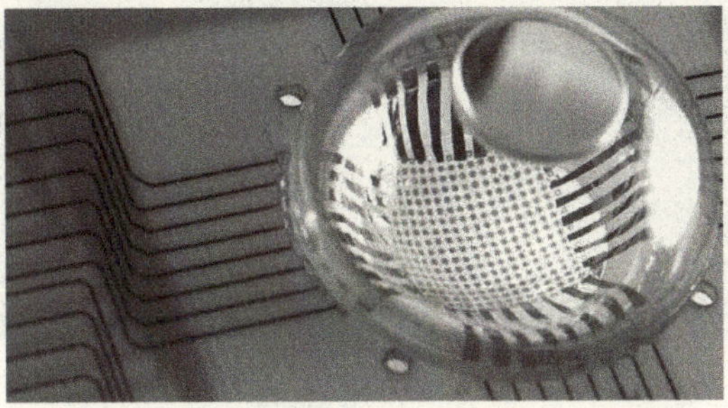

图7-8 电子纹身电路表面

目前，美国的主要医疗研究机构 – National Institutes of Health，已经开始与他们的研究团队接触，Roger 表示，现在应用于皮肤温度监测只是他们的第一步，人体还有很多地方的监测指标对医学的帮助很大。该团队正在试验如何将这一设备应用到人体内部器官，甚至放在心房来测量温度。他们同时也将研发成果发布在《自然材料》杂志上。

Dialog

旧金山的一家名为 Artefact 的公司，研发了一款用于帮助患有癫痫症患者的可穿戴设备。他们设计的 Dialog 看起来像是个贴片（图7-9），能够与智能手机连接，让患者能够跟踪、管理和预测癫痫发作的时间。

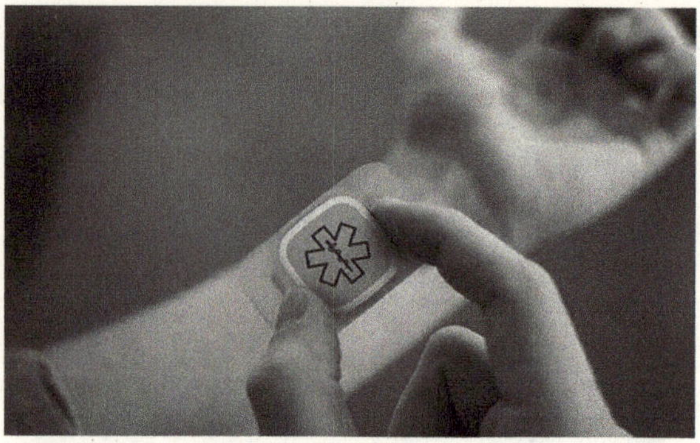

图 7-9 Dialog

Artefact 公司的项目主管 Matthew Jordan，认识到癫痫病患者的生活非常痛苦，这个人群经常处在被周围人误解，以及巨大的焦虑中。

Dialog 通过蓝牙与智能手机上的应用连接。它能够提醒患者及时服药，在病症发作期发出警告，也可以提醒家人、朋友或者看护人员。一旦患者病情突然发作，应用还能够告诉周边的人如何应对。

患者在病情发作的时候，只要握住它就能发出警报。在癫痫病人发作前，常常会有一个预兆，这时他们可以双击一下设备，将其记录下来。这样的话，患者可以提前有准备，也能够记录从预兆到发作的时间是多少。

Jordan 提到设计这样一款智能设备，主要是为了把设计思维和创新精神应用于复杂的医学问题，尝试做一种更加人性化的体验，同时也尽可能地帮助那些难以获得帮助的慢性病人。

Wearable Medical Treatment 04 脚

“为什么我们要迫使消费者每天佩戴一些原本不需要佩戴的贴身物品，而不能把传感器技术集成到我们每天穿戴的贴身衣物中呢”，Sensoria Fitness 联合创始人兼 CEO 戴维德-卫吉诺（Davide Vigano）在接受媒体采访时说道。

未来可穿戴设备的终极形态一定是不可见的，但它们又同时是无处不在的，穿戴它们就像平日里穿戴衣服、鞋子一样随意自然。从以下几样产品中可了解到贴脚的鞋子是如何变得智能的。

B-Shoes 智能防滑鞋

据数据表明，超过 72 岁的老人平均每年会摔倒两次。 而每次不小心的滑倒，都可能造成严重后果。为了防止这种情况的发生，以色列一个公司推出了一款智能防滑鞋 B-Shoes（图 7-10）。

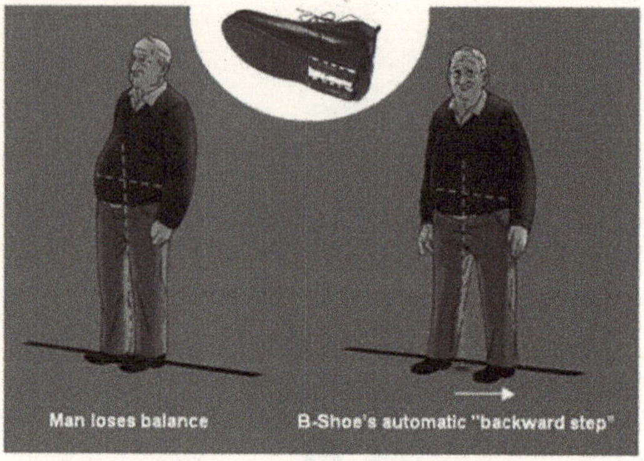

图 7-10 智能防滑鞋 B-Shoes

从外表看，B-Shoes 的造型和普通鞋并无太大区别，不过秘密就在鞋底上。B-Shoes 最大的特点，便是鞋底后跟位置有一些电动的齿轮和感应装置（图 7-11）。

通过传感器检测，一旦 B-Shoes 检测到穿鞋的人失去了平衡，有摔倒的趋势，马达会瞬间启动，带动履带逆向运转，帮助主人身体重新恢复平衡。

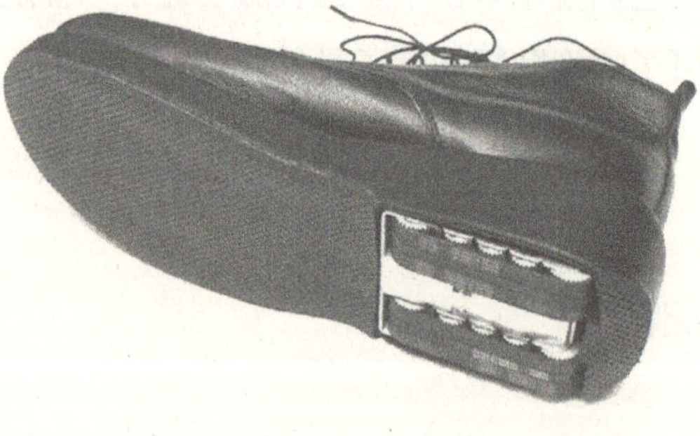

图 7-11 B-Shoes 底下的齿轮

OpenGo 智能鞋垫

OpenGo 智能鞋垫是由 “世界上第一款完全集成传感器鞋垫”的创造者 Moticon 研发的，这款鞋垫的妙处在于它能把我们的鞋子变成一个无线的特性追踪系统（图 7-12）。

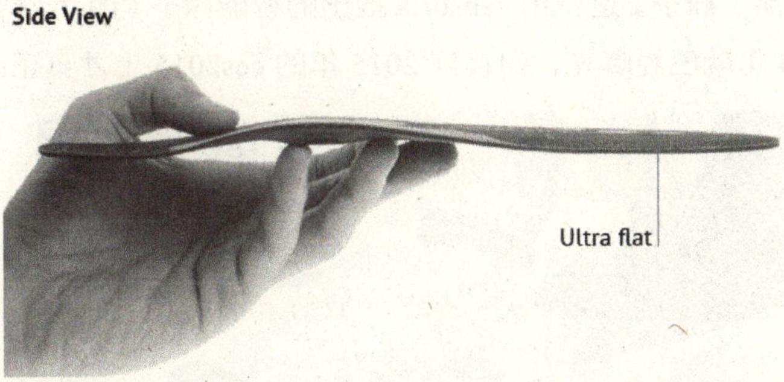

图 7-12 OpenGo 智能鞋垫

配备了 Moticon 设备的鞋子能够测量出使用者足底的压力分布，以及压力变化，而测量数据会以无线方式进行传输，并且能够实时查看。此外，设备还配备了无线模块、闪存和电池扣等。

OpenGo 布满了大约 13 个不同类型的传感器，这其中就有三维加速度传感器和温度传感器。鞋垫还包括 ANT +无线连接硬件和一个集成数据的记录器。所有的硬件都是多层结构的，包括第一层的感知层，第二层的介电层，以及最底层的圆形电子模块。模块的电池可以通过鞋底的可卸盖进行更换。

OpenGo 鞋垫可以跟踪脚的压力和运动加速下的步态，通过配套的 Beaker 应用，将这些信息直接传输到计算机，作为储存资料进行分析，轻松了解在常规活动中使用者的脚到底发生了什么，从而为运动员提供有价值的数据，帮助他们从伤病中恢复。

sensoria 推出的智能袜子

可穿戴设备已经覆盖了人体的方方面面，在脚部除了鞋、鞋垫，当然不能落了袜子。这款由 sensoria 推出的智能袜子（图 7-13），其实早在 2014 年就已经曝光，但直到 2015 年的 ces2015 上才真正面世。

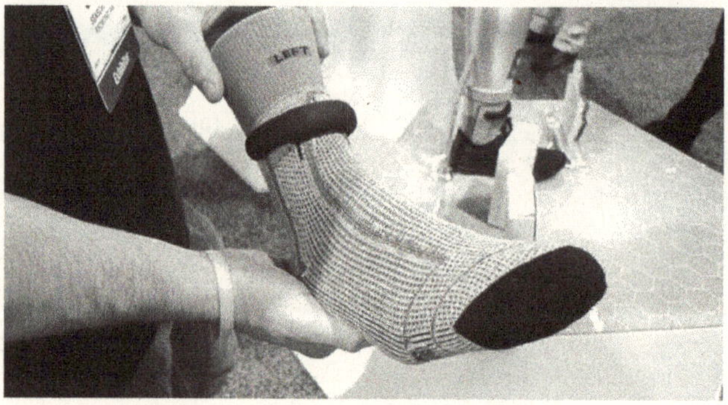

图 7-13 sensoria 推出的智能袜子

这双智能袜子并不是用线针织而成，而是采用了特殊的传感器纤维面料。由于其贴身性，因此它可以精准的检测到相关的运动数据。例如，行走的步数、迈步的步伐、奔跑或行走甚至是体重的变化等。该公司还表示，收集来的数据还可以创造出更多的东西，这种面料也可以用在头盔等穿戴设备中。

当然，这双智能袜子，也需要一个安装在袜口的电子传感器来收集相应的数据。一次充电后，这双智能袜子能够持续工作超过 6 小时。sensoria 公司还为其开发了一个配套应用程序，同时支持 ios、android 以及 windows phone 三大系统，能够提供类似语音教练的功能。

Wearable Medical Treatment **05 体内**

微型膀胱感应器

对于那些不能自行知觉何时排泄的脊椎创伤患者，目前的解决方法是将导管插入患者尿道，还需要在膀胱内注射生理盐水，这一诊疗过程不仅痛苦难耐而且准确性欠佳。就针对这个问题，挪威的一家科技研究院研发了一款微型膀胱感应器（图 7-14），可以帮助病人减轻这方面的痛苦。

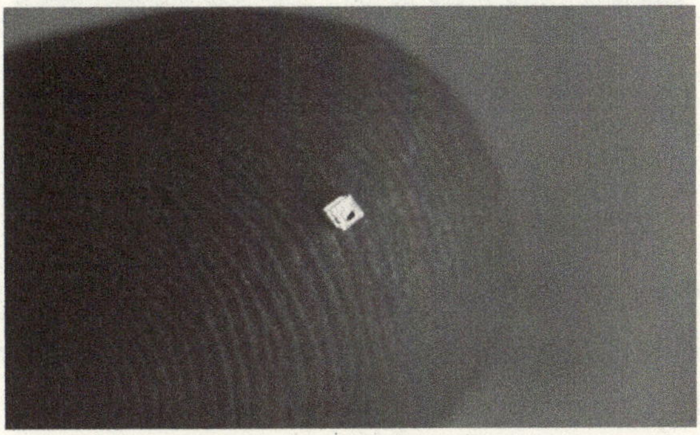

图7-14 微型膀胱感应器

这个细小的感应器可以通过注射的方式进入人体，而后待在指定位置长达数月甚至一年。这样一来，患者不需要经历疼痛难忍的导管和盐水就能够感知膀胱压力。此外，体内装置上这个微型感应器，患者可以自由活动，这在一定程度上减少患者感染的几率。它还有一个外部感应器，同体内的感应器通过无线连接来显示膀胱情况。

血管里的微型摄像机

我们知道，人体身上的血管已经很小，而要在这样的狭小空间里再放进去一个摄像机，一般人难以想象。但是，植入式的可穿戴设备就能做到（图 7-15）。

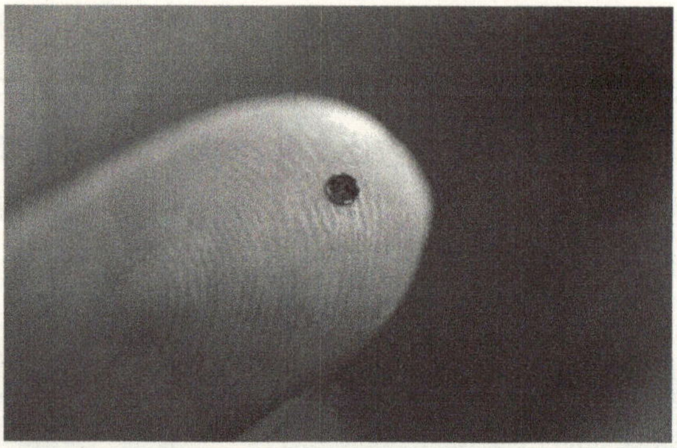

图 7-15　血管里的微型摄像机

这种 1.4 毫米大小的超微硅片可放置到心脏、冠状动脉和周边血管内部，对这些地方实时拍摄 3D 图像，对这些图像运用体积成像技术后得出结果，有助于医生更好地进行心脏手术，并能对血管进行针对性的疏通而避免做大手术。用句形象的话来说，这个硅片就像是放到血管内部的 3D 手电筒（图 7-16）。

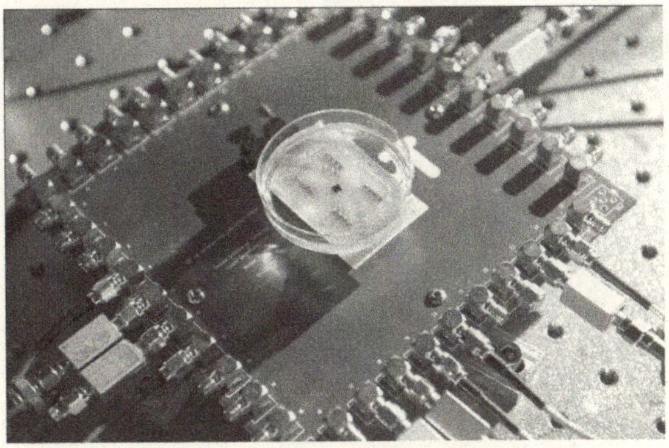

图7-16 微型摄像机电路表面

这款微型摄像机成像，采用的是数码相机与智能手机摄像头广泛采用的CMOS技术。设备采用超声换能器直接在设备上处理信号，然后让包括100多个要素的数据通过13根超微导线传输出去。此外，设备的功耗只有20毫瓦，低功耗有助于降低设备在人体内的发热。微型化技术帮助芯片在血管中游走畅通无阻，并能在此过程中进行3D成像。

虽然，此前也已经有进行血管内部成像的设备，但这些设备只能拍摄出横断层影像，无法为医生提供更好的观测视图。佐治亚理工学院的研究人员在声明中说，该设备可让医生观察到血管内部的一切，从而更好地对血管的阻塞情况作出判断，声明称该设备帮助血管疏通，有可能降低心脏手术的必要性。

结肠镜PillCam Colon装置

美国食品和药物管理局（FDA）推出了一款结肠镜PillCam Colon装置（图7-17），大小如一粒胶囊，内置微型摄像头，能每秒4帧或者 35 帧的频率拍摄彩照，支持约 10 小时的无线录像传输。

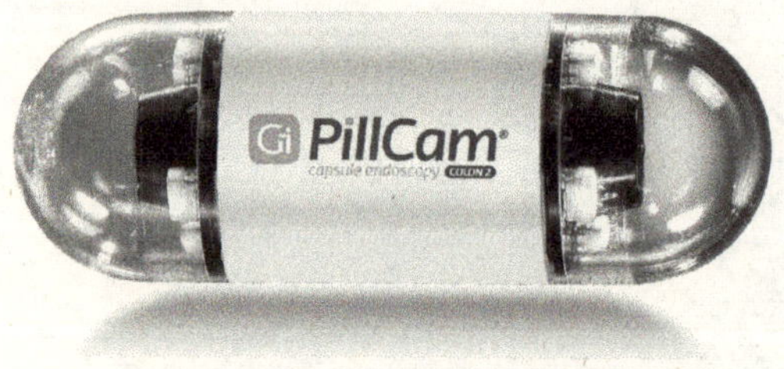

图 7-17 结肠镜 PillCam Colon 装置

这个微型摄像头瞄准的是 6 毫米大小的肠道息肉和肿瘤，而之前的结肠镜是用一根长长的、细细的相机通过直肠插入，每年有 75 万例结肠镜病例检查，而其中妇女因为更多的盆腔手术和剖腹产手术的影响有更高的发病率。

此外，之前的结肠镜，病人在检查的时候需要辅助以 X 射线、CT 扫描，这样过程更复杂，费用也更高。最重要的是这种微型摄像设备能够在消化道中非常舒适地存在，不会为患者带来任何不适。

Wearable Medical Treatment

第8章

可穿戴医疗商业模式

可穿戴设备切入医疗健康这个点，并且建立商业模式，是一件既具有颠覆性，又有非常意义与价值的事。而且，在健康医疗领域，也比较容易探索出符合其发展规律的商业模式。可穿戴设备在医疗行业的商业模式，与在其他行业最大的不同，就是不需要通过纯硬件销售来实现盈利。

在21世纪的今天，"医疗健康"已越来越受大众的重视，人们对这方面的意识也逐渐增强，可穿戴设备切入这点，在健康医疗领域建立商业模式，是一件既具有颠覆性，又非常有意义和价值的事。而且，在健康医疗领域，相对比较容易探索出符合其发展规律的商业模式。

可穿戴设备在医疗行业的商业模式，与在其他行业最大的不同，就是不需要通过纯硬件销售来实现盈利。

Wearable Medical Treatment 01 与保险公司合作

据调查，美国每年用于医疗保健方面的支出高达 2.6 万亿美元，其中有相当一部分是不健康的生活习惯导致的，比如，不良饮食习惯导致的肥胖和糖尿病。其实医疗保健的市场才刚开始爆发，其所能达到的市场规模也远非我们所能想象，我曾在《智能穿戴改变世界——下一轮商业浪潮》一书中阐述过，可穿戴与医疗的结合将带领我们进入“未病”时代。

根据我对美国基于可穿戴设备应用的一些商业模式的研究发现，在美国已经有保险公司开始将可穿戴设备接入到自己的行业，并且逐渐形成了独具特色的商业模式，大致分为两种形式。

一种是医疗保险公司为其投保的用户支付一部分可穿戴设备公司的服务费；另一种是保险公司根据用户的生活习惯来调整相应的保险费，以激励用户养成良好的生活习惯。

在第一种模式中，比较典型的是专注于糖尿病管理医疗的公司 WellDoc，其主打的模式是“手机+云端的糖尿病管理平台”，目前侧重于移动医疗方面，但我认为这种模式与可穿戴结合之后的实际价值将会有更大的发挥。

目前，WellDoc 公司主要是通过患者手机记录和存储自己的血糖数据，然后将数据上传至云端，再经过分析后，可为患者提供个性化的反馈，同时提醒医生和护士。该系统在临床研究中已证明了其临床有效性和经济价值，并已通过 FDA 医疗器械审批。

另外，WellDoc 的 BlueStar 应用，可为确诊患有 II 型糖尿病并需要通过药物控制病情的患者提供实时消息、行为指导和疾病教育等服务。

WellDoc 公司根据提供的服务，向用户收取相应的费用。由于该公司所提供的服务可以帮助医疗保险公司减少长期开支，因此，目前已经有两家医疗保险公司开始为投保的糖尿病患者支付超过 100 美元/月的“糖尿病管家系统”费用。

第二种商业模式，则是建立在数据的挖掘、使用上。由于大部分可穿戴设备均内置了多种传感器，可以随时监测记录各种与人体健康息息相关的数据，因此，保险公司可以通过这些数据了解投保者的生活习惯及各项身体数据是否健康，并建立一个奖惩标准，坚持运动、健康生活的人保费降低，而生活习惯不健康的人保费提高。

这种方式可谓达到双赢的局面。保险公司通过这种生活习惯的分析，不仅使用户节省了保费开支，还促使用户建立良好的生活习惯。另外，相对保险公司而言，投保的用户生活越健康，所支出的医疗费用也就越低。

在美国，目前医疗保险费用主要由企业和员工共同承担，而这种结合可穿戴设备的投保方式，能够在一定程度上降低企业在这方面的费用支出，而且还能激励员工多运动，养成健康的生活方式，一举多得。

显然，可穿戴设备改变医疗行业的模式已经来到，其所产生的大数据不仅为医疗保险行业，还将为健身运动、药品等行业带来巨大的改变。我多次在会议上讲到，基于可穿戴设备的健康医疗行业将率先建立商业模式，并且将改变和影响我们的生活方式，以及有效改善目前的医疗状况。

Wearable Medical Treatment 02 可穿戴医疗社交

可穿戴医疗社群初步形成

近几年，伴随着移动互联网时代的到来，社交平台的发展日新月异，国外有 Twitter、YouTube、Facebook 等，国内有微博、微信、知乎等。这几年，社交网络平台已经从根本上重建了人与人之间连接、建立社群和分享信息的方式。

Facebook 拥有 13 亿用户，Twitter 有超过 9 亿用户；而在 YouTube，每秒钟就有时长 1 小时的视频上传。月活跃用户达到 3.96 亿，覆盖全球超过 200 个国家和地区。显然移动互联网时代的社交方式，更多地转移到了线上，这更进一步打破了国家与国家、地区与地区之间的隔阂，真正使得整个世界能在一瞬间打通。

这些社交平台吸纳了生活中各种各样的群体，而后期由于地域、兴趣、职业等特征渐渐形成了不同属性的社交小群体，比如，想通过社交平台查询病情的患者群体，还有希望通过社交平台获取更多医疗研究案例的医生群体等。换句话而言，在社交平台，医疗社群已经逐步形成，并且不断发挥影响。

Uncommon Bold公司创始人Emily F. Peters 认为，“医疗保健与现代社交媒体风貌完全匹配”。Uncommon Bold拥有互联网医疗背景，曾四次参与初创公司运作，并曾为Practice Fusion和Doximity工作过。不久前她撰文阐述了医疗领域利用社交媒体的9种新途径，分别是向公众开放手术室、医疗诊断难题的众包、为临床研究筹集数以百万计的款项、从#FOMO 入手提高公众健康意识、从社交数据中挖掘出挽救生命的信息、为临床试验直接选取被试者、提供医生间的交流平台、使器官捐赠成为新潮流、唤醒个人对特殊疾病的关注。

医疗卫生事业移动社交化，显然会成为接下来的一大发展方向，因为人群聚集在哪里，哪里就什么都有可能发生。由于医疗关系着生命，所以一直以来都是一个特别谨慎、被严格监管的行业，这也往往导致它在市场营销和通信领域，总是习惯性地慢上好几拍。但如今，很多医生已经意识到社交给医疗带来的开创性变化，因此，开始了不遗余力地借助各种力量推动医疗行业社交媒体的开发。

比如，上文提到的九种社交媒体与医学相加的案例，正在国外一些地方进行。在Uncommon Bold的文中提到，为了满足一些医学爱好者对手术的好奇心，美国华盛顿州的瑞典医学中心将一场人工耳蜗植入手术进行了现场直播，并在之后播放了患者第一次聆听音乐的感人画面；德克萨斯州的赫尔曼纪念医院在Twitter上直播了一名6磅重男婴的剖腹产手术；UCLA通过Vine现场直播了脑外科手术过程，帕金森氏病患者用吉他演奏乡村音乐的视频。

在2014年，参与世界输精管结扎日的医生，在一天之内进行了25例输精管切除手术的现场直播。逾万观众在线收看了手术过程、国际视频访谈和纪录短片，所有这些宣传手段都是为了普及一些常识，减轻民众对手术不必要的恐惧（图8-1）。

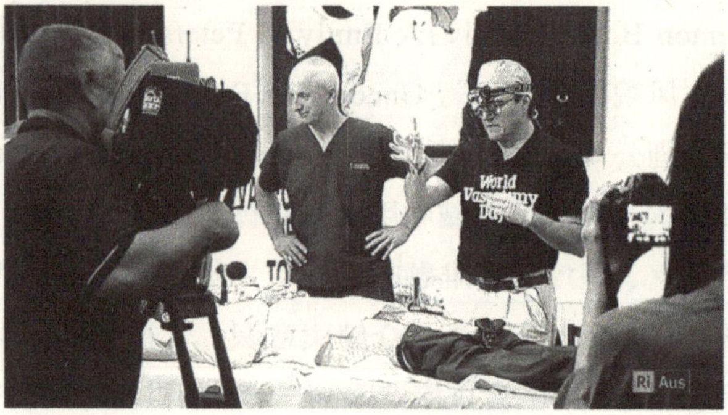

图 8-1 手术直播现场

国内医疗社交生态圈

关于目前可穿戴产品讨论最多的是其不够时尚、电池续航能力差、用户体验不佳等导致用户黏度不够的问题。但是，还忽略了另一个方面，就是基于可穿戴设备的社交生态圈，这也是移动互联网时代最终入口的新机遇。

在这个重社交，人人都是自媒体，渴望 24 小时集体狂欢、彼此关注分享的时代，可穿戴设备的生态系统如果能基于社交进行打造，这或许是中国企业与国际巨头差异化优势的一个机会。

2014 年 7 月 1 日，京东商城上同时亮相了 4 款可穿戴设备，是分别来自 iHealth、华为荣耀、乐心、咕咚四家厂商各自打造的智能手环。在每天创意新品层出不穷的可穿戴设备领域，智能手环这种产品形态应该算得上是“古董”了，而目前也未发现在设计上特别出彩的产品。

如果只是智能手环，没有建立或融入社交机制，不看也罢。当然，目前要直接打造基于可穿戴的社交生态系统，相对于做硬件会有一定难度，但却是一个机会。

我有一个思考，可以借助现在的即时通信工具做个探索、尝试，比如，陌陌版的智能手环、微信版的智能手环、微博版的智能手环、来往版的智能手环。

以即时通信工具微信为例，如“微信版的智能手环”，这不是腾讯的智能手环，简单而言，就是通过微信端口进行二次开发，借助微信管理手环数据，即时分享、查看微信好友的运动排名，与好友们互动、挑战、竞赛等。

iHealth、华为荣耀、乐心、咕咚四家推出的手环均具备这种功能，他们可以通过公众服务号的形式，用微信来同步、管理不同品牌手环的数据，并将这些数据与微信的社交关系打通，提供给用户类似朋友圈分享、“运动排行榜”等功能，这种尝试应该给予肯定。

运动智能手环是目前可穿戴设备领域中最为普遍的产品形态，但是这些来自不同厂家的手环，由于没有一个统一的系统平台，导致整个用户生态圈变得支离破碎。不同品牌的手环，往往需要安装各自的APP，相互之间的数据无法打通。此外行业的标准又处于探索阶段，各品牌都有自己定义的一种参数方式。而每款产品的用户基数又不分伯仲，没有谁特别突出，可以让用户凭着其独特的优势毫不犹豫地做出选择。

从心理学角度分析，在最贴身的社交圈上分享自己的战绩，满足感才是最强的。显然，满足用户的这种分享乐趣，也是当前增强用户黏性的一种方式，以此弥补硬件本身技术发展过程中的一些不足。

以目前国内的可穿戴产业情况来看，尤其是做硬件的企业，可能由于所谓定式的原因，其基于自身硬件所探索的 APP 平台总难成气候，成了用户的鸡肋。我一直在观察一个现象，很多用户会将自身使用的可穿戴产品的战果，不是发到各自的 APP 平台上分享，而是截图到微信朋友圈或是微博上进行分享。

或许，从这个角度观察，传统的硬件企业对于建立社交生态圈方面还需要向微信学习。也可以从现阶段的这种方式开始，借助已经成熟的社交平台，如微博、微信等。

就目前对各厂家而言，在现阶段将自己的产品接入微信，是水到渠成的事。因为，这样不仅不用再费钱费力开发相应的APP，同时在产品融入社交属性之后，枯燥的健康数据能覆盖更广泛的人群，还能通过类似游戏排行榜的方式刺激用户的活跃度，最终达到提升用户黏度。

未来，在可穿戴这一新的移动终端入口上，建立社交生态平台将是中国企业的一个新机遇。

切入社交医疗三大模式

对于创业者而言，面对BAT这样的巨头入场，不是从用户就是从医院或从医生等入口直接切入，并形成强大的闭环优势，要想在这些环节上获得机会相对比较困难。另外一个当前并未受到足够重视的细分市场，对想发力“互联网+”医疗领域的创业者而言是个不错的选择。基于医疗产业链的社交网络，大致有以下几类。

1. 基于患者身份切入

也就是说，针对特定的患者人群打造一个社交网络，比如肝病患者、糖尿病患者、心脏病患者、肾病患者等，这些同病相怜的患者可以在这个社交平台上分享自己的就诊过程、治疗结果、药方等；也可以在这个平台上分享各自就诊医院的服务以及医护人员的治疗水平；并且还能给已得此病但正在寻找医疗方案的人群提供指导性的参考，这将是“互联网+”医疗的一个新机遇。

2. 基于医护人员切入

早期，严格的隐私制度限制了社交媒体在医疗专业领域的应用。但现在，医疗行业正在迅速适应新的形势。医护人员最大的愿望，除了职业晋升之外就是诊治水平的提高，因此针对这些特点，细分医护人员的社交网络，将是一个新的机会。比如外科、内科、肝科、儿科等专科的医护人员。这些医护人员可以通过这个特定的社交网络平台分享论文、科研的心得，也可以相互探讨、分享各自病例的诊治方法等。

如 Sermo 和 Doximity 等专业网站，正为医生提供专用的社交空间协作平台。Doximity 是医疗群体信息收集领域的先行者，它向其医生会员提供相应的医疗培训和各地医生收入等信息。Mayo 诊所社交媒体中心在这方面也是佼佼者，它一直致力于帮助医生和医疗机构涉足社交媒体领域。

3. 基于地区人员切入

这是另外一种细分，就是针对于区域细分，比如一个县城的患者社交网络，他们可以探讨、分享关于本区域或者本区域之外的医疗诊治经验，而这类社交的优势在于本土乡情的凝聚力。

Wearable Medical Treatment 03 商业模式探索

人群细分

德国消费调研公司（GFK）在2014年10月份发布的一份有关可穿戴市场调研报告显示，有1/3的可穿戴设备用户在买到产品后6个月内就被“丢弃”了。美国《连线》杂志也撰文指出，超过半数的美国健身跟踪设备客户，已经不再使用各类可穿戴健身类设备，1/3的客户使用不到6个月，就把这些设备扔进抽屉，或者送给朋友。

可穿戴设备用户黏性差，原因肯定是多方面的，可能是因为价格太高、设计太差、功能太怪等，但我认为最根本的问题是，其功能都非用户刚需，换句话说，就是没有找着用户的痛点。

设备上那些心率监测、步数计算等功能，前期当噱头炒作还可以，但聪明的用户很快就发现了这些数据都不怎么准确，而且以前用户没有这些监测设备，生活依旧过得多姿多彩。这也就是为什么许多针对健康管理、运动保健、社交娱乐类的产品，在最后都没有获得很好的归宿，慢慢地就被轻易遗忘了。

可穿戴设备肯定不能再像刚开始那样，把自己打造成一款万金油性质的产品，而要对市场进行垂直细分，针对不同的人群开发功能。尤其是在可穿戴医疗领域内，只有足够精准细分，才能真正使产品打动用户，占领市场，走入用户的生活。因此，如何定位市场，如何做到足够精准细分，使产品真正打动用户，占领市场，是整个可穿戴医疗市场未来发展的主要方向。

根据市场细分原则，可穿戴设备可以从运动手环、智能手表、智能眼镜等不同的产品形态入手，做市场规划，使目标更加明确清晰。另外，更为重要的一方面，就是根据不同人群进行市场细分，比如婴幼儿、儿童、女性群体、老人、残疾人等，研发针对他们需求的设备。

1. 婴幼儿类设备

由于婴幼儿各方面的意识薄弱，且时刻需要被监护等特殊需求，因此，针对他们的可穿戴设备在安全性方面需要达到更高的要求。

这类可穿戴设备的主要功能，是记录与监控婴幼儿的睡眠质量、翻身运动、体温心跳等健康指标，将数据传递到父母的电脑或手机上，并进行一定的处理、分析服务。同时，如果出现婴儿爬出或掉下婴儿床的意外状况，此类设备需要即时通过短信等方式向监护人发出警报。

近段时间出现了各种针对婴幼儿研发的可穿戴设备，以帮助年轻的父母快速成为育婴高手。

Sproutling 公司推出的一款婴儿智能脚环（图 8-2），可以时刻监测宝宝动作、心跳和室内环境（包括温度、适度、噪音、灯光等），除此之外还具有定位功能，用来匹配所在城市的天气数据。

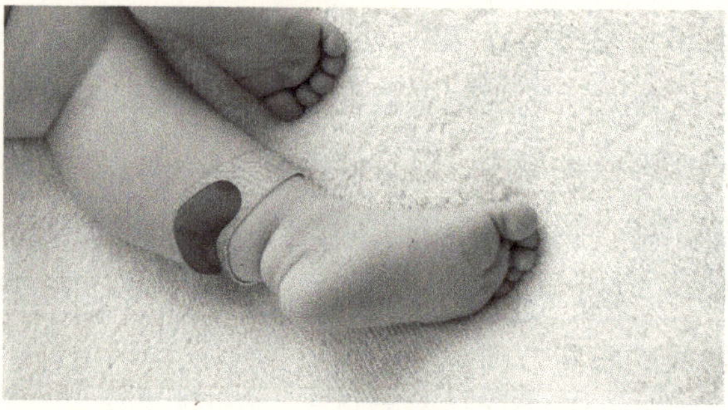

图 8-2 Sproutling 公司推出的婴儿智能脚环

这款脚环由室内感应器、腕带和手机软件三部分构成。腕带采用白色医用材料，正中一颗卖萌的红色桃心，内置电池和 4 个感应器。此外，Sproutling 公司还专门建立了一个 0~1 岁婴儿的健康资料数据库，父母可以事先设置好宝宝的年龄、体重、身高等数据，接着通过手机与这款设备进行连接，一旦数据分析出现异常，Sproutling 脚环会自动立即发出警报，以提醒父母注意。这样，即使父母不在宝宝身边，也能时刻关注到宝宝的身体状态，也就不用整夜整夜地睡不踏实，生怕自己睡太沉了，生怕宝宝摔下床或者其他不好的事情发生。

目前，市面上类似这样的产品还有 Owlet 婴儿护理公司研发的智能袜、Mimo 公司和 Exmovere 公司生产的婴儿智能睡衣、纽约 Pixie Scientific 公司研制的智能尿布等。中国目前还没有自主研发的针对婴幼儿的可穿戴设备，但宝宝树近期推出了针对孕妇的智能手表 B-smart，这款设备运行安卓系统，可以监测孕妇的体重、胎动、记录运动和宫缩的情况等。

对于准确监测还在妈妈肚子里的宝宝的各方面的数据而言，其复杂程度肯定远远大于已经出生的婴幼儿，然而也不失为另一个具有开发潜力的市场。宝宝树也计划继续推出一系列监测婴儿成长相关内容的设备，但具体计划目前还不曾透露。

无论是在妈妈肚子里的胎儿，还是婴幼儿，二者都是一个非常特殊的群体，如果某款可穿戴设备能够在非常安全的条件下达到对各方面数据进行准确跟踪、记录与分析，其市场潜力是无限的，并且很有可能成为刚性需求。

另外，可穿戴设备企业可以联想到与婴幼儿密切相关的年轻父母，从培训他们快速成为育婴高手入手，通过理论与实际相结合的教学方式，为他们提供循序渐进的课程。也可以在产品形态上根据宝宝的成长需求进行升级，这在一定程度上能够提高用户黏度，甚至会伴随孩子度过整个未成年时期。

总而言之，婴幼儿群体对于可穿戴设备的四大主要要求就是安全、舒适、准确、及时，企业若考虑进入这一市场，除硬件以外，还需搭建完善的服务平台，特别是传统的从事生产婴幼儿产品的企业，要利用自身对这一市场的了解以及前期积累的用户群体，在合适的时间推出可穿戴设备，将更容易首先撬动这个市场。

2. 儿童类产品

据调查，我国每年约有 20 万儿童失踪，而能够最终找回的只占其中的 0.1%，每个走失或者失踪孩子的背后，都是一个再也无法完整的家庭，儿童安全也逐渐成为整个社会越来越重视的公共安全问题。

目前，市面上大部分针对儿童的可穿戴设备，其功能相对比较简单，主要是定位与追踪，而这也是继健康管理之后，可穿戴设备的又一大“战场”。用于保障儿童安全的可穿戴设备大部分都是基于“硬件＋软件＋云”三合一的运作方式，企业除了研发基本的硬件以外，还开发相应的手机应用和数据分析平台，以给用户带去更全面优质的体验，同时也开拓更多潜在的获利空间。

2013 年 10 月底，奇虎 360 推出了售价 199 元的“儿童安全手环”，能够实时监测孩子的安全，并具备安全区域预警、通话连接等功能；国外的儿童智能手表 FiLIP 可以通过 GPS、WiFi 和蜂窝网络，这款手表不仅能将孩子的位置信息发送到家长的手机，还能用来拨打电话。

国内的“听风平安卫士”推出了一款专门针对儿童的智能手环 SmartUFO（图 8-3），这款设备相对于其他设备最大的不同之处在于，它加入了 Wifi 定位系统。通过检测周围环境中的 Wifi 热点的 MAC 地址，SmartUFO 就能判定这些热点的具体经纬度，再推算出设备的位置，定位精度可达 20~100 米，功耗则只有 GPS 的 1/20，待机时长可达两周。

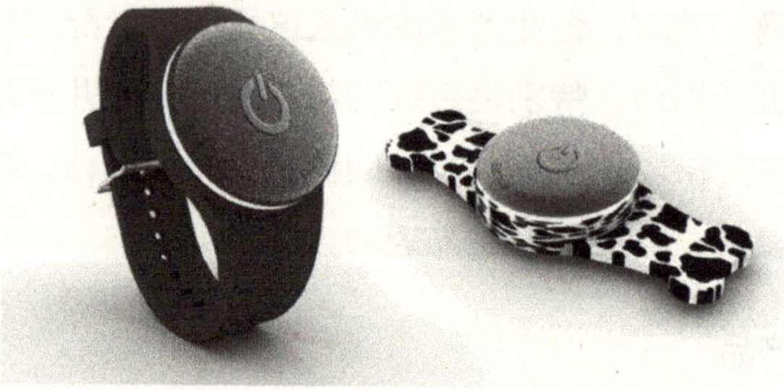

图 8-3 SmartUFO：专门针对儿童的智能手环

在儿童安全领域的可穿戴设备，从 2013 年就已经开始不断涌现，除了前文介绍的几款之外，还有目标使用人群为 3~12 岁的儿童智能手表 HereO、Tinitell 手腕式儿童手机、LeapBand 儿童追踪器，以及 LG 名为 KizON 的可穿戴设备等，这些设备的共同特点就是均有定位系统，但也有一个共同的不足之处，即这些设备在脱离了儿童之后便不产生作用。比如儿童无意识将设备摘下或者掉落遗失，另外，则是人贩子故意将其摘下丢弃等，都将造成定位失效。

对于欲进入这一领域的企业或者创业团队而言，除了研发续航能力更强、定位更精准等特点的儿童定位可穿戴设备以外，还要想方设法解决设备因各种原因离开儿童身体这一致命的问题。

3. 肥胖人群

2014年5月，国际卫生研究人员在对全球的肥胖情况进行调查后指出，目前全球有近30%的人口肥胖或超重，共达21亿人肥胖。这一问题给全球无论是贫国还是富国都带来了沉重的负担。

另外，中国的肥胖人口数量为4600万，排名全球第二。而近日百度副总裁曾良基于百度大数据分析指出，2.9亿中国女性网民在百度平台上搜索最多的一个词就是“减肥”。

随着社会物质生活水平的改善与提高，以及食品问题导致肥胖人群的年龄开始趋于低龄化。过去30余年，发达国家男孩和女孩的肥胖和超重比例分别达到24%和23%，发展中国家男孩和女孩的肥胖和超重比例则达到13%，而这一比例还在不断上升。

1980年，全球超重和肥胖人口为8.57亿人，而到2013年则增至21亿人，未来的肥胖人口数量还将随着全球人口数量的增长而上升。

世界卫生组织日前称，每年约有340万名成年人死于肥胖导致的心血管疾病、癌症、糖尿病和关节炎等各种慢性病，显然，肥胖已经从关乎身材至如今关乎一个人的性命安危了。

然而，目前还没有一个国家对这个问题能有一个好的应对策略，以真正降低本国的肥胖率，肥胖问题已经成为了全球范围内一个重要的公共卫生挑战。

解决肥胖问题，节食或者抽脂都是治标不治本的非可持续性策略，唯有通过长期有规律的运动和饮食，以及良好的生活习惯才能从根本上解决这一问题。

所以，如何让这个群体愿意去运动，并且达到自然减肥效果，还能帮助他们建立良好的生活习惯，提高身体健康指数，我认为这才是整个减肥运动市场真正的“痛点”。

近几年开始逐渐火爆起来的可穿戴设备已经成为这一市场的敲门砖，而未来，它将成为减肥市场最具竞争力的产品，因为它的优势明显，主要由以下四个方面。

第一，可穿戴设备可以 24 小时贴身佩戴。目前还没有任何一款智能设备能够做到这样，即使手机，用户也会因为辐射尽量在晚上入睡时将其关机放置离自己比较远的地方。

第二，可穿戴设备 24 小时实时不间断监测用户健康数据。这是可穿戴设备目前最大的价值所在，因为产生的这些数据可以用于生活的各个方面，特别是在医疗健康方面产生的影响，将带领我们进入“未病”时代。

第三，可穿戴设备的社交化及与医疗保险公司的合作将促使用户持续参与运动，建立良好的生活习惯。

第四，目前市场对于运动健康类设备或手机应用，正处于一个高增长的活跃度。随着可穿戴设备的优势在这方面的日渐呈现，其在健身减肥市场的爆发将随之到来。

我一直说健康医疗行业将首先成为了可穿戴设备市场的增长点，根据市场细分准则，专注于其中的减肥人群会成为可穿戴设备的又一个发力点。

从上文对市场背景以及可穿戴设备本身优势的阐述，都证明可穿戴设备在减肥市场将大有作为。因此，我建议可穿戴设备的投资者及创业者们，可考虑从减肥这一细分市场切入，这将是可穿戴设备又一个极具潜力的市场。

4．老人类产品

养老已经成为全球共同的难题，特别是伴随老年人而来的慢性疾病以及护理问题，成为各个国家在医疗方面不可忽略的一笔财政开支。对于这两个问题，可穿戴设备开发者便可以研发居家养老类的设备，以及搭建相应的社区养老大数据平台来缓解养老问题。

特别是在重视养老观念的中国，智能化居家养老将成为未来的主流。根据有关调研，选择居家养老的老年人占 90%，只有约 10%的老年人选择机构养老。在这种情况下，如何把养老服务延伸到居家养老的老年人，满足他们对社会化养老服务的需求，是市场关键的发力点。

此外，还有发病率逐年升高的阿兹海默症（俗称老年痴呆症）患者。目前全球 3000 多万老人患有老年痴呆症，其中有超过 1/4 在中国。老年痴呆症患者部分丧失了行为自理能力，最突出的问题就是出门不认路，离家稍远就会走丢。因此，这一老人市场的可穿戴设备除了记录老人的心跳、呼吸等健康指标外，还需要记录老人的实时位置。

此类产品目前同样处于初步开发阶段，市场上还没有出众产品，主要的产品载体是鞋子、手机或者挂件。美国阿兹海默协会推荐的 Comfort Zone 产品 CMA800BK（图 8-4），如同一张名片大小，重量为 50 克。放在患者口袋之后，监护者就可以一键实时获知患者的精准位置。当患者走出安全区域（Comfort Zone）时，监护者就会马上收到短信提醒。

这个产品基于高通的 inGeo 平台，需要网络连接，内置 GPS 芯片，可以远程遥控。目前售价为 99.99 美元，但每月还需要 14.99 美元服务费。此外，如果老人可以携带智能手机，也可以直接用 Sprint 的智能手机，通过专门的 Comfort Zone 实现这些功能，每月需要额外缴纳服务费 9.99 美元。

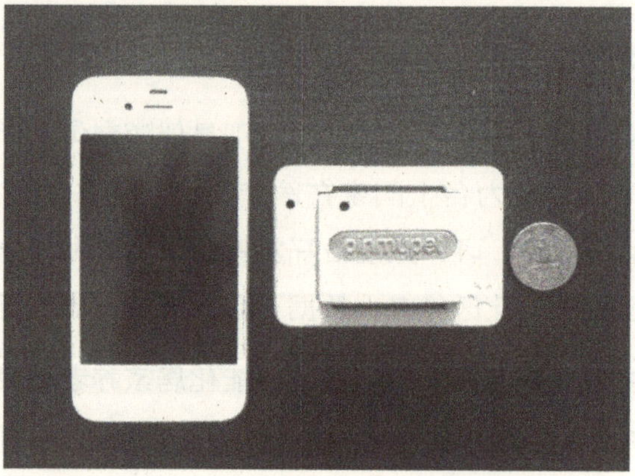

图 8-4 Comfort Zone 产品 CMA800BK

很多老年痴呆症患者喜欢走动，而且他们都对陌生产品多少有点固执，因此手机、感应器之类的产品或许需要一定时间，才能得到老人的认可。美国 GTX 与 Aetrex 制鞋公司联合研发的定位鞋子，做到了化定位设备于无形，老人或许根本就感觉不到自己携带了 GPS 设备。

这款鞋子看起来和普通鞋没有明显区别，但其中内嵌的 GPS 芯片，监护者可以通过手机和电脑软件，实时获知患者所在的位置，同样具有安全区域提醒功能。

5. 残障人士

如何帮助残疾人更好地生活，融入社会，成为世界关注残疾人的各界人士所思考的问题。而可穿戴设备无疑是帮助残疾人最好的办法。通过开发一系列可穿戴设备，帮助残疾人像健全人一样生活，显然具有极其广阔的市场和发展空间，如利用外骨骼（Exoskeleton）帮助瘫痪人士重新站起来，利用特殊的眼镜帮助盲人重新获得“光明”，利用先进的设备和系统帮助聋哑人重新“说话”等，都有许多科技公司开始着手开发甚至投入市场。

（1）人造眼球

一家生物创业公司研发了一款人造眼球（图 8-5），采用 EYE（Enhance Your Eye）系统，能让盲人重新看清这个世界。公司主要采用 3D 打印技术制造人体器官，目前已成功制出耳朵、血管、肾脏等。不过据负责人表示，由于其自身的复杂性，眼球要被成功打印出来的确是一件不简单的事情。

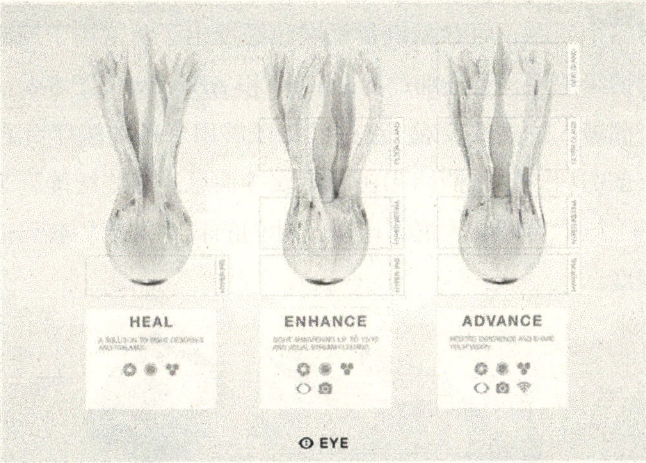

图 8-5　人造眼球

目前公司提供了三种不同款式的眼球系统。Heal 为标准版本，拥有电子虹膜；而 Enhance 则增加了电子视网膜和摄像滤镜（复古、黑白模式等）；而最高端的 Advance 还增加了 WiFi 功能。感觉眼球变成了和手机一样的电子设备……

如果要使用 EYE，患者需要摘除原有的眼球，然后植入 Deck 视网膜，令其和大脑进行“匹配”。

研究者表示，人造眼球预计要到 2027 年才能真正上市，暂时也没有相关的实物图。

（2）针对自闭症儿童的紧张情绪控制设备

自闭症儿童有时在发声时会面临巨大困难，特别是在他们感到紧张的情况下。为此，老师和家长都需备加小心，以防止这些儿童紧张。

研究表明，约一半的自闭症儿童在从家去学校或从学校返回家中的某个地方走丢。其中的部分原因就是由于他们紧张，另外的原因则是他们在面临危险时措手不及。

针对这个问题，可穿戴设备领域已经推出了两款用于控制自闭症儿童不安情绪的设备，分别是 Neumitra 和 Affectiva（图 8-6），这两款设备旨在测量人的生理反应。这些设备能够用于各种医疗目的，例如，追踪病人创伤后的紧张情绪和焦虑不安等信息。这些智能腕带还可以针对成千上万的自闭症人群，可以让他们的看护人更加容易追踪他们的紧张程度。

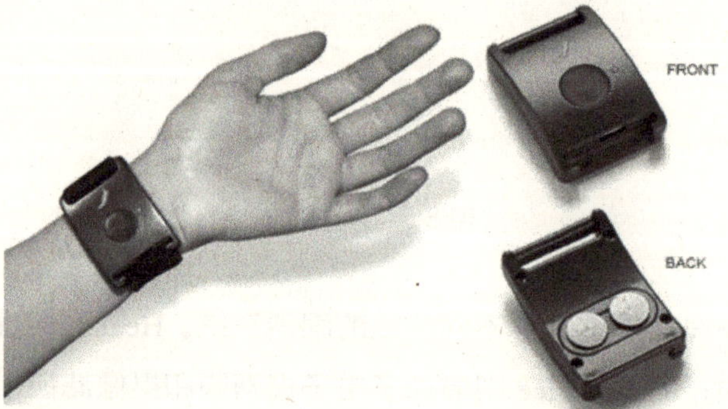

图 8-6 Affectiva 腕带

目前，相关机构已经开始测试 Affectiva 腕带。据美国俄亥俄州的自闭症协会称，学校的老师会在班上分发这种腕带，之后老师将利用这些腕带觉察学生的行为和行动，这是学生最为放松的时刻。

（3）意识控制的轮椅

一家名为 Emotiv 的初创型公司举办了一个“设计大赛”活动，邀请开发者使用该公司的神经技术，以打造相关的新应用。其中的一个应用就是为行动不便人士提供通过意识控制轮椅的应用。

Emotiv 已经研制了一款耳机，能够接收从人脑传出的电子信号，并把这些信号转化成行动。斯诺德格拉斯对此称，“人脑控制的轮椅能够让行动不便者更加容易地实现目标，相关设备百分之百会成为未来的一大重要的可穿戴设备。”

意识控制轮椅的理念最初来自阿尔伯特 · 王（Albert Wong）——一位来自马来西亚的法律专业毕业生，但他患了假肥大型肌营养不良症。王的家人联系到了 Emotiv 公司，并要求这家公司生产一种系统，以便王能够通过各种大脑指令、面部表情和人头转动等来更好地与他人交流。虽然不久后王就离世了，不过，Emotiv 公司却计划继续与残疾人展开密切合作，特别是那些从脖子以下全身瘫痪的人士展开合作。

（4）Emotiv Insight Brainware

这是一款飞利浦与信息技术咨询巨头 Accenture 联手共同研发的一个名为 Emotiv Insight Brainware 的可穿戴脑波追踪设备（图 8-7），以帮助肌萎缩性脊髓侧索硬化症（ALS，又称“渐冻人症”）的患者提供控制周围环境的可能。

Emotiv Insight Brainware 可以扫描患者的 EEG 脑电波，并据此绘制出“大脑计算机交互界面”，随后，设备所采集到的数据将传输到平板电脑上，让渐冻人症患者通过平板电脑发出指令来控制飞利浦公司的电子产品，比如智能电视、灯泡以及拨打电话需求医疗报警服务等。

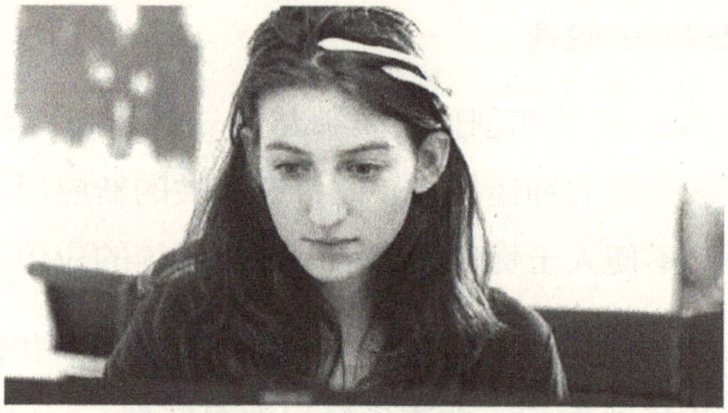

图 8-7　Emotiv Insight Brainware

（5）Motion Savvy

Motion Savvy 是由 Leap Motion 硬体加速器 AXLR8R 所扶植的一家创新公司，与一般公司不同的是，目前包括创始人 Ryan Hait-Campbell 在内的公司 9 名成员皆是失聪人士。公司 CEO 兼创始人 Ryan Hait-Campbell 五岁时便失聪，从小便借助了机器帮助学会了说话。

Ryan Hait-Campbell 希望能通过自己的努力研发出一款廉价但有效的设备，帮助更多的聋哑人像他一样能与这个世界正常地交流。若干年前，他与一名软件工程师 Alex Opalka 联手，后来又引入了 Jordan Stemper 和 Wade Kellard，共同创立了 Motion Savvy。

该公司发布的 Motion Savvy 产品名为 UNI（图 8-8），这款产品包括硬件和软件两个部分。硬件部分是一个和 iPad mini 差不多大小的平板电脑，上面会嵌入 Leap Motion 的传感器，当用户（聋哑人）要说话时，由 Leap Motion 捕捉手语，接着就由 Motion Savvy 的软件来解读和翻译用户的手语，先把它翻译成文字显示在屏幕上，然后通过一个人工翻译的声音把这些话"说出来"。

到目前为止，Motion Savvy 还没有正式发布，也暂时只支持美式手语。过去一年中 Motion Savvy 都在为系统"录入"手语信息，Ryan Hait-Campbell 计划把 Motion Savvy 做成一个类似于 Google Translate

系统，一端记录聋哑人的手语信息，一端直接把手语翻译为语音。

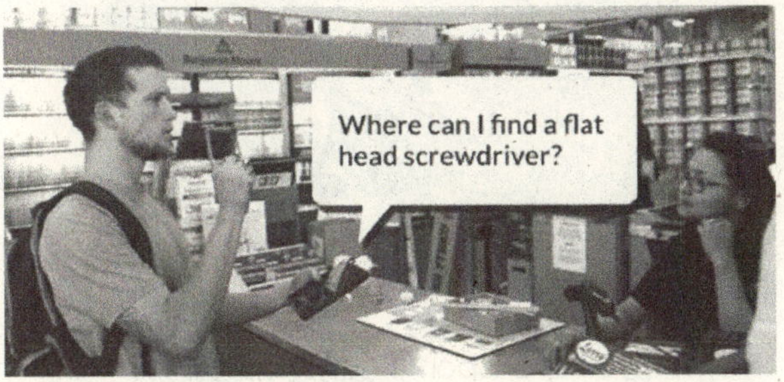

图8-8 UNI

（6）专业运动类产品

与大众健康类可穿戴设备不同，专业运动类智能设备需要更加精准的测量运动员的各项心跳、呼吸身体指标，监控他们在运动场上的速度、跑动距离、耐力等数据。后期还需要更加专业的数据分析套件，帮助队医了解每名运动员的不同身体状态，从而制定出各自不同的训练和恢复计划。此外，教练可以更加直观地了解队员的状态，挑选最适合的球员上场比赛。

这一类产品长期不为普通人关注，目前主要的产品有球衣、运动内衣，以及专门为帆船、登山、高尔夫、拳击等运动研发的可穿戴设备。这类产品与其他普通的可穿戴设备最大的不同在于能够为运动员制定专项的训练计划，精准地指出运动员在训练的过程中的错误，并且有针对性地对其进行指导。

前不久巴黎圣日耳曼足球队的瑞典球星伊布拉希莫维奇在比赛结束后，脱下自己的球衣，露出了类似女士胸罩的黑色内衣，令诸多球迷感到非常好奇。实际上，这是专业运动设备公司 GPSport 推出的运动数据内衣（图 8-9），可以实时监控球员在场上的身体和运动状况。

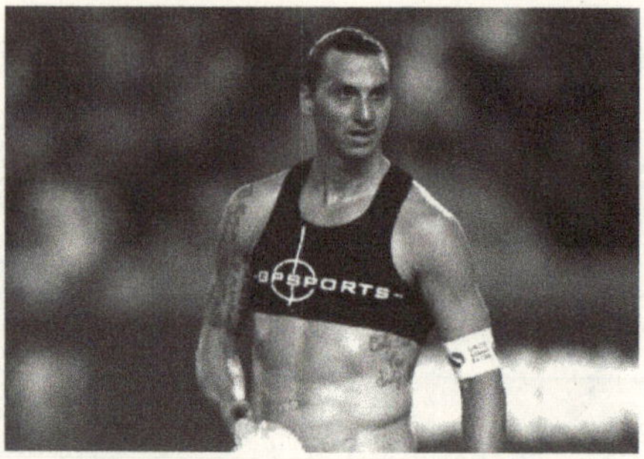

图 8-9　GPSport 推出的运动数据内衣

不只是巴黎圣日耳曼队，西班牙皇家马德里队、英超切尔西队等诸多欧洲豪门也采用了 GPSport 的产品，只是运动员很少会露出“女士内衣”而已。

除了 GPSport 的运动数据内衣，还有直接将记录芯片嵌入英式橄榄球球衣的产品 Bro（图 8-10）。这也是一款 GPS 记录芯片，可以帮助球队教练和队医了解每名队员的状况。如果一名球员的身体素质和运动状态出现下滑，教练可以在 iPad 平板或者电脑上通过数据分析得到直观的答案，从而选择状态更好的球员上场。

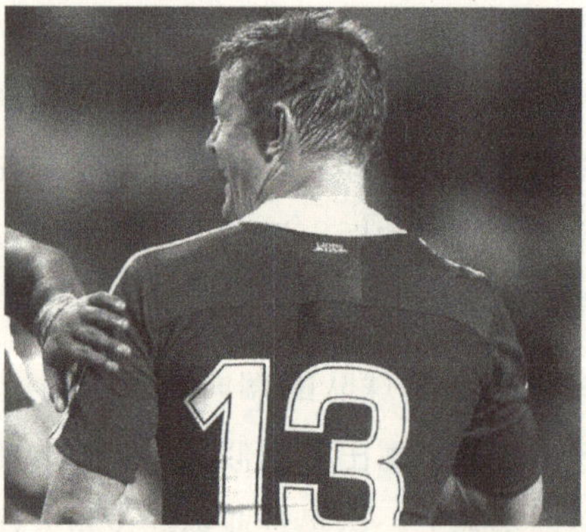

图 8-10　嵌入芯片的英式橄榄球球衣的产品 Bro

Wearable Medical Treatment 04 借助可穿戴设备降低医疗成本

IDC数据显示,2013年有超过6百万美元的医疗和健身设备出售,到2018年这一数字将上升到1亿美元。考虑到现属于早期阶段,预计它会继续飙升。

德勤咨询公司研究主管Karen Taylor说,“越来越多地,患者甚至会问医生推荐可穿戴设备”。

可穿戴正用在不同的场景中,帮助帕金森症、糖尿病、心脏病、高血压和其他疾病患者管理疾病,以及帮助老人长寿、独居等。

根据英国PA咨询集团的统计,这项技术降低了住院率和就诊率,每年为英国国民保健服务节省了65亿英镑的费用。于是英国在远程医疗保健的研究上进行了大量投资,并被认为最早应用的代表。

“可以预见,未来可穿戴设备将从总体上降低总体的医疗成本”,英国ARM首席执行官西蒙·西格斯说,偏远地区的人在家中就能传送高清数据,并得到远端的分析和治疗,免去奔波之苦。

可穿戴设备结合互联网,以及搭建的大数据平台、云计算、专业医师等,将简化整个医疗过程。假设,你患有高血压或者心脏病,在你即将达到饮酒量的极限时，可穿戴设备便会发出警告，阻止你继续喝，并且会建议你该吃什么样的食物调理身体。

假设你生病了，并且不知道患的是什么病，按照传统的方式，你便会考虑去烦琐的医院，但此时，小小的可穿戴设备背后其实有无数的医生正在观察着你，它会在极短的时间内收到一份身体检查报告，以及处方。而这个处方其实也已经发送给了合作的药商，10 分钟内，你的药就送到了门口。

简而言之，未来的医疗将在很大程度上降低整个医疗成本，特别是患者的时间成本，而这恰恰是目前传统医疗的硬伤。未来的每个人都能时时刻刻地了解自己的身体健康情况，成为自己健康的主管者，而医生可能只是起到协助作用。

除此之外，可穿戴设备还能降低新药的研发成本。当前药品研发人员面临的最大问题之一，就是新药在临床开发过程中的高失败率。

塔夫茨（Tufts）药物开发研究中心数据显示，一款新药从研发到 FDA（美国食品药品管理局）批准，平均成本高达 25 亿美元。这其中，较高的药物失败率在很大程度上推动了研发成本的增加。当药品研发成本高了，成本在最后自然而然地就会转嫁到患者身上。所以降低药品的研发成本，最终的受益者还是患者。

那么，现在的问题是如何降低。利用可穿戴设备收集足够丰富的关于患者的日常行为数据以及临床数据，在这个基础上创建一个更为有效的药物开发流程，针对最有效的疗法优先分配资源。因为，大数据分析和新的临床技术，比如移动健康解决方案和可穿戴设备能够在很大程度上改变临床实验的执行方式，提升数据价值，并从临床试验中得到更多结果。

大数据的分析和处理，不仅整体提升了速度，更为重要的是提高了准确度，当医生询问患者感觉如何时，往往得到的是主观性答案。

主观数据在科学研究中也是重要的，但远不及客观数据。而这两方面的因素都会让我们以更快的速度开发出更有效的药物。

此外，可穿戴设备可以实时追踪、收集一系列新型客观数据，让医生对患者生理指标进行实时评估，了解一款药物究竟在多大程度上影响患者的生活质量。这对于制药公司、监管机构和保险公司而言，这是一个越来越重要的衡量指标。

例如，硅谷基因数据公司 23andMe 近期任命基因工程技术公司 Genentech 高级研究人员理查德·舍勒（Richard Scheller）为首席科学官（CSO）兼治疗学主管，负责挖掘 23andMe 近 90 万人的基因数据库信息，希望从中找出治疗常见病和罕见病的新线索。还有一些企业联合起来研究如何为患者更好地部署可穿戴设备，将来自这些设备的数据与传统的临床数据相结合，衡量患者的行为变化，并利用这些信息做出更明智的决定。

Wearable Medical Treatment

第9章

可穿戴医疗发展瓶颈

大部分人都会有一种普遍的认知，即数据量越大越好，特别是在医疗行业，确实需要许多将人体体征进行量化的数据，以辅助医生进行诊断，但这个前提是数据精准、真实、有效，而数据的准确与有效，就是目前可穿戴设备面临的最大挑战。

Wearable Medical Treatment 01 数据无效

大部分的人都会有一种普遍的认知，即数据量越大越好。特别是在医疗行业，确实需要将许多人体体征进行量化后的数据，以辅助医生进行诊断，但这个前提是数据是精准、真实、有效的。

数据不真实

移动医疗大数据分析的规范性不够透明，其杂乱性甚至会影响从业人员的判断。因为现在大部分人面对的所谓“大数据”都是经过整合、分析、处理后的信息，而很少有人能接触到真正的原始数据。任何缺少原始数据的研究结果很可能是有问题的。因为我们不清楚在这个信息整合处理的过程中，信息被做了怎样的加工处理。就像水果经过加工成了果汁，我们无从知道这个水果在加工前是烂水果还是新鲜水果。

同样，我们所面对的现成“大数据”的前身——“原始数据”，被加工前到底是一些怎么样的数据，是相关的垃圾数据，还是相关的目标数据，而对于最终使用这些数据的人来说，都是一无所知的。可以想象，将这样的一些数据应用于实践，指导临床医疗，那将是多么可怕的一件事情。

举个简单的例子，曾经的“谷歌流感趋势”，就是一个铁一般的事实，足以证明人们的担心不无道理。谷歌有一个名为“谷歌流感趋势”的工具，它通过跟踪网民的搜索词汇等相关数据来判断全美地区的流感情况（比如患者会搜索“流感”两个字）。这个工具工作的原理大致如此：设计人员置入了一些关键词（比如温度计、流感症状、肌肉疼痛、胸闷等），只要用户输入这些关键词，系统就会展开跟踪分析，创建地区流感图表和流感地图。

但是，在现实应用过程中，人们会发现要远比理论程序复杂。首先，谷歌搜索的结果本应是和使用人群“自我估计”的流感发病率相关，但是当研究结果公布后，由于谷歌巨大的影响力，这使报告本身就对人们正常生活和行为有了影响，不但给生活带来了一些不便，小题大做，而且很多人在搜索的时候还会受此影响，习惯性关注或者无意性关注，造成大数据“噪声”，从而影响大数据本身，最终导致大数据分析的不准确。

而且，移动医疗大数据的产生，囊括了太多的偶然事件、小概率事件。比如一位家庭医生给他的患者一台电子血压计，并嘱咐其要每天测量并将数据记录下来。而我们每一个人都是处在不同的环境氛围中的，血压肯定也会因情境而异。

比如，患者今天开了个生日party，昨天买彩票中了500万大奖——人逢喜事精神爽啊，明天晚上加班，后天看了一部悲剧电影，血压肯定会有变化，因为这是人体自我调节机制在起作用。而这对于医学上的动态监测没有什么参考意义，还因为医生不可能详尽地知晓患者日常生活中的各种情况。这里的血压升高被偷换了概念，而且条件也不成立。

显然，医疗大数据的成熟发展，还有漫漫长路。不成熟的大数据，非但不能给我们带来准确的参考评判依据，还可能会误导、干扰我们的判断，从而影响整个行业的发展和决策。如此一来，我们怎么还能不心有余悸，毕竟没什么比一个半生不熟的大数据项目更让人感到悲剧的了。

数据不精准

目前和“互联网+”医疗关系最密切的硬件便是智能穿戴设备，它们被分布在人体的各个部位，实时对人体的生理体征进行监测，并且不断产生大量的数据，比如心率、血压、热能消耗等。然而，关键是这些由可穿戴设备收集的数据是否真的能够作为医生诊疗时的参考。

Jawbone UP 是一款能够跟踪用户日常活动、睡眠和饮食情况的智能手环，它甚至还可以监测用户的深度睡眠时间，而这些数据都会通过手机 APP 反馈给用户。

然而，Jawbone UP 手环获得的数据并非都是规范、精确的。比如，在监测用户深度睡眠时间的功能上，Jawbone UP 是通过跟踪用户在睡眠时身体是否用运动以及运动的幅度来判断用户是否处于深度睡眠状态，并以此作为数据反馈给使用者。

医学家解释称，对睡眠深度的判断是根据睡眠过程中脑电、肌电和眼电的表现和特征，将睡眠分为不同的类型，而目前除了以脑电图为主，并可以配合肌电、眼电、心电等检测深度睡眠监测手段外，其他暂时还没有比较科学成熟的方法进行监测。像 Jawbone UP 通过身体移动幅度来判断用户是否处于深度睡眠的方法显然非常不科学。

近日，宾夕法尼亚大学的科学家邀请 14 名志愿者参与测试，分别以可穿戴设备和手机进行 500 步和 1500 步的测试，结果是安装在手机上的三款应用检测到的步数平均误差在 6%上下，而可穿戴设备的误差则非常严重，甚至计算的步数少了 22.7%。

医疗是一个比其他任何行业都必须严谨、慎重的行业，因此数据的准确、有效至关重要。然而，当下有不少为生计发愁的小团队，没有实力进行大规模、可靠性验证，为了节约成本，导致许多产品先天不足。

可穿戴设备被认为推动医疗行业变革的主要力量之一，而这种力量最凸显的地方便是其数据价值，但是若不能使具有健康数据追踪功能的产品更规范、更科学地采集数据，则难以获得医学界的认可。甚至不准确的数据很有可能会误导用户，造成错误的分析。

现在的移动医疗产品除了获得的数据不精准以外，还缺乏对数据的系统挖掘。许多关于人体体征的数据只是被简单地反馈到智能手机的 APP 上，这些数据并没有通过后台加以处理和解读，许多用户甚至看不懂这些数据，这种情况也大大降低了数据的价值。

许多移动医疗产品都是奔着“健康管理”的目的而去，但最后都成了一个忽悠用户的噱头。大多数的产品还只是停留在某些简单数据的监测与记录上，缺乏对数据的深度挖掘，互动性较差；一些健康管理的应用能提供的信息很单薄，并不能真正根据这些信息给出诊疗建议，只能根据这些信息给出大致健康评估。

另外，由于缺乏大规模的数据处理能力、多维度的数据分析能力，以及深入的数据挖掘能力，即便收集的数据里蕴含大量有用信息，甚至包括可以直接用于诊断病症的数据，基于数据处理挖掘能力问题，也会被海量数据淹没。

数据看不懂

去年 8 月份，美国第三大保险公司安泰（Aetna）表示将停止移动医疗平台 CarePass 的投资，并在年底之前关闭 CarePass 移动端和网络端的服务。不到两年时间，项目就流产了。

刚开始，安泰还对这个项目充满信心，用户可以通过可穿戴设备将自己的数据上传至 CarePass 平台，并根据自己的健康目标设定健康管理计划。另外，用户还能通过 CarePass 平台查找疾病信息、预约就诊等。

CarePass 是一个允许用户绑定、接入多种可穿戴设备的开放平台，但其最大的缺陷，是用户无法从 CarePass 整合后的数据中看出什么有用信息。比如，他们可能上传了跑步的里程数、心跳、心率、消耗的卡路里及睡眠时间。但这些数据都是分散的，用户能够看到数据的变化，但整体意味着什么，他们并不清楚。

一般用户并不具备专业的医学知识，而那些未经处理和解读的数据对他们而言就会变得毫无意义，更谈不上运用了。假设一个糖尿病患者，CarePass 或许可以整合他定期的血糖数据，以及他每天走路的里程和消耗的卡路里数量，但用户并不会觉得他的健康与这些数据间有什么必然的联系，即使他们觉得有，也不知道具体是什么。

对于用户而言，看不懂数据很正常。而一个移动医疗平台的搭建如果只是停留在数据的收集上，那么它对用户而言便毫无价值，他们失去兴趣也是迟早的事情。若要吸引用户，留住用户，平台需要对这些数据进行整合、分析，并给出用户能理解的报告或者说明，甚至合理有效的建议。当用户体验到，自己的健康真的有所改善时，自然就产生了黏性。

导致数据无效的原因有多方面，比如技术不成熟，个别企业不负责，企业与企业之间割据战导致数据碎片化等，但其中还有一个比较关键的因素，就是数据分析人才的稀缺，这也是整个数据分析行业的共同挑战。大数据分析往往对技术的要求门槛比较高，除此之外，分析师还得懂业务、分析、编程等，有时可能还需要去做一些系统平台的维护，这样的全才可以说少之又少。

大数据相对于可穿戴设备，好比一把双刃剑，若不能搭建一个有效的大数据分析反馈平台，数据便失去了根本的价值，而这也将使可穿戴设备失去最核心的价值。但反过来，若能有效使用这些数据，则能快速成就可穿戴设备，而它也无疑会成为移动医疗领域内最佳的硬件。

Wearable Medical Treatment 02 隐私安全

据 IDC（互联网数据中心）预测，到 2020 年，全球大数据总量将相当于地球上所有海滩上沙粒总和的 57 倍，每两年数据就会翻倍。但海量的大数据也带来诸多方面的挑战，其中一项重要议题就是个人隐私安全保护。

在医疗卫生行业，每天都产生大量的医疗数据。这些数据是对医疗过程的客观记录，更为重要的是通过对这些客观数据的挖掘，能够辅助医生临床决策。但是随着医疗数据采集、加工和应用，数据泄露时有发生，进而带来患者隐私的泄露。即使匿名处理或者对重要字段进行保护，并不能带来个人隐私的安全，通过收集其他信息还是容易定位到具体个人。

医疗行业可以说是与人“息息相关”，甚至有着“生死攸关”的联系。所有的医疗行为，包括医疗大数据的采集和运用，其过程与结果都以“人”为关注对象，以“人”的信息为基础。那么，如何保障医疗大数据的安全，就需要从“人”和“数据”两个维度进行评判。

首先，来看看医疗大数据安全中关于“人”的安全。其涉及的主要是数据隐私保护问题，包括医生和患者的个人隐私问题。

刚生完孩子的母亲，就接到一连串的推销电话；手术还没做，就先收到骗子冒充“主刀医生”索要红包等，大数据带来的安全隐患不言而喻。虽然，可能有不少人将患者的个人隐私主观臆断为个人医疗信息，显然这是不对的。医疗是为了理解、干预和回复人体这个有器官关联的有机体而存在的；而对为了得到患者神经、循环、呼吸、消化等生理系统的工作状态，如血压、脉搏、心率、呼吸等反馈信息，而进行的数据采集、存储、传输和处理的行为过程，从社会伦理学角度是带有个人隐私性的。

在医疗过程中，患者的隐私主要有：在体检、诊断、治疗、疾病控制、医学研究过程中，涉及的个人肌体特征、健康状况、人际接触、遗传基金、病史病历等。而从隐私所有者的角度来说，患者隐私可分为两部分，一类是个人不愿被暴露的个人信息，这与该特定个人及其是否确认相关，如身份证号、就诊记录等；另一类是某些组织群体所不愿被暴露的共同信息，这与该特定群体机器是否确认相关，如某种传染性疾病的分布情况。明悉患者隐私和个人医疗信息的异同，有助于明确医疗信息及其隐私保护对象，进而分辨出哪些医疗数据属于隐私，需要重点保护；哪些医疗数据是可以共享和利用的。

相对于患者的隐私，在现实生活中，医生隐私的保护问题可能经常会被忽略，这可能会给医疗发展及医患关系的处理埋下隐患。我们不能因为医生“职责所在”、“遵守职业规范”等理由而无视其“出让”个人隐私，包括但不限于能辨识个人身份，或者能表示特定的宗教认同、政治偏好、犯罪记录和性别倾向等数据。

当然，为了帮助患者，医疗服务提供者、卫生管理机构和保险机构理解医生及其医疗行为，可以在技术处理上采用匿名化或模糊化，删除个人敏感数据的隐私部分后进行分析，如找到医疗诊断背后医生的诊疗习惯等。

其次，医疗大数据作为“数据”本身而言，也存在着相当大的安全问题。其主要包括两方面的潜在隐患，一是容易成为网络攻击的显著目标。在网络空间中，医疗大数据的关注度高，其含有的敏感数据会吸引潜在的攻击者；二是对现有存储或安全防范措施提出挑战，特别是数据大集中后，复杂多样的数据存放在一起，常规的安全扫描手段将无法满足安全要求。

关于隐私安全，首先需要从国家立法层面切入，再通过媒体的不断报道扩散，加强民众对信息安全问题的重视。

2014 年国家卫计委公布《人口健康信息管理办法（试行）》，明确指出，在人口健康信息采集、管理、利用等过程中，要落实隐私保护要求，确保人口健康信息的安全性，不得泄露隐私信息。但这些只是少数条文的零星涉及，目前还没有专门关于大数据应用背景下，患者隐私保护方面的相关法律法规。

在今年的两会期间，人大代表王静成在提案中建议，在保护患者隐私的问题上，首先要完善相关法律法规。比如在电子诊疗档案归属权问题上，需要明确，患者的电子诊疗信息虽然产生在医院并由医院采集保管，但其所属权是否应当属于患者目前尚无定论。

在北美，病人的权利和健康信息是通过法律来保护的。1996 年，美国国会通过了《健康保险流通与责任法案》（HIPPA），将病人的隐私用法律手段保护起来，希望堵住所有的漏洞。FDA（美国食品和药物管理局）最近确认了移动医疗网络安全监管，确定对准入市场的医疗设备网络安全，特别是 GxP 云托管安全的指南。要求提供医疗设备风险评估文件。风险评估包括：标识设备、威胁、漏洞；评估这些威胁和漏洞对设备功能和用户/患者的影响等。

据悉，在欧盟可穿戴设备制造商和供应商要遵守法律，必须考虑隐私和安全问题。然后在设计阶段、数据捕捉阶段和数据收集初期要正确处理。

欧盟的数据保护法规定，个人必须被详细告知自己数据的收集情况，比如什么数据，如何使用，以及个人拥有管理这些数据的权利。

在我国，国家卫生计生委制定的《人口健康信息管理办法(试行)》(下称《办法》)规定不得超范围采集信息、不得泄露隐私信息、违反本办法将追责等。

当然，未来还需要随着整个移动互联网的生态状况不断出具细则，最大程度上保护民众的数据安全。

Wearable Medical Treatment 03 行业标准缺失

当一个领域发展到一定阶段，就会自然而然地开始寻求行业标准，可穿戴设备领域也不例外。一个好的行业标准可以为可穿戴行业建立基准线，规范行业形成健康发展，以防良莠不齐，同时可促进实现互联互通，有助于整个产业良性的竞争和发展。

对于用户来说，有一个公开的标准，他们就可以根据这些标准选购自己需要的产品，若遇到不合格的产品，则可以有根有据地获得相应的赔偿等。此外，行业监督也需要一个基准。标准一旦形成，产品的研发、生产等可以向标准“看齐”，同时有利于区别产品质量，“既要保证有个基准，也要把产品的优劣分出来”。

对于可穿戴设备领域而言，涉及化学检测、电池寿命、电池与整机的安全、适用性、软件与信息安全评估、感应器精准度评估和无线技术认证检测评估等七大评估方向。在医疗领域内使用的可穿戴设备，标准则会更加严格，需要不同科室的专业医疗机构参与制定标准，以保证产品达到医疗级别的层次，真正能够帮助患者。

可穿戴设备的市场前景被大多数人看好，但要充分释放这一蓝海市场，必须跨过标准化问题这道坎。这其中，行业联盟、政府相关部门、企业、科研机构、用户等都是制定这个标准的一员。一个有效的行业标准不可能马上形成，但需要提上日程。

Wearable Medical Treatment 04 顶层设计空缺

2015 年两会后，“互联网+”成为一个风口，而其中最被追捧的便是“互联网+”医疗，与之相关的收购兼并、重复投入和跨界发展络绎不绝。“互联网+”医疗产业在当前超预期发展的势头中，已经凸现出配套政策法规、行业准入和标准以及产业规划等方面的缺失。

虽然传统医疗领域依旧存在许多问题，但随着互联网医疗不断发展，将会产生新的问题。比如，如何保障患者的利益、设立怎样的标准等，因为这些问题都可能带来新型的医患关系，也给监管带来新的难题。

此外，远程医疗问诊中，患者跟平台、医生之间的法律责任、医疗责任的界定问题，互联网医疗的行业标准缺失，各机构间信息尚未实现互联互通。传统的利益链条也难以突破，比如，类似春雨医生这种在线医疗与医院是对立关系。因为在线医疗实际上是在鼓励医生多点执业，而医院则希望医生留在医院，这些问题都会给监管提出更高的要求。

近日，国家卫计委新闻发言人宋树立表示，除了医疗机构提供的远程医疗外，其他涉及医学诊治的工作不允许在互联网上开展，仅允许做健康方面的咨询。这段话被业内看作是对蓬勃发展的互联网医疗的紧急调整。

或许，政府相关部门的“顶层”设计可以从以下三个方面着手，为可穿戴医疗产业现阶段的发展提供依据，为其未来发展明确方向。

1. 加强政策性引导

目前，行业内缺乏特别权威的产业解读类信息，比如互联网产业规模和行业分布的相关数据、现有资金总量和行业布局等情况，大都是业内人士的分析和有关机构的测算，在数据上可能缺乏真实，而分析也不够客观。因此，在这方面，政府具备很大的优势，完全可以整合最优质的资源，并将其投入到整个产业的研究中，开展相应的统计和分析，并结合该产业健康发展的要求，及时发布相关报告，引导各类资金稳步投入并保持区位、产业结构以及产业布局的合理和科学。

2. 完善相关的法律法规

对于我国来说，可穿戴医疗还属于起步阶段，但随着今年互联网+之风的兴起，可穿戴医疗必将加速发展，因为它是整合互联网+医疗的核心之一。但目前，在这一行业缺乏相关的法律法规，而这也会成为阻碍这个行业发展的因素之一。

换言之，适当的政策会促进这个行业发展，保护各方的权利。俗话说，没有规矩，不成方圆，在政策空白的情况下，无论是对于医生、患者、医院，还是投资者，都将亦步亦趋，不敢真正放手做更多的尝试。比如，一些开发人员不知道自己开发的程序、设备将被怎样监管，他们会把时间花在其他追求上，而不管监管机构未来将会怎么做。

在借鉴发达国家该产业法规，并研究国内其他互联网产业法规的基础上，应尽快解决互联网医疗产业法规滞后的问题，确保互联网医疗产业在市场准入、正当竞争、行业标准、服务范围、服务模式、权责界定、消费维权、企业义务、技术要求等方面有法可依、有法必依。通过法制先行、依法治理，维护市场的公平正义和可持续发展。

3. 加强监管

在完善管理法规的同时，要加强对行业准入、再建、扩建、变更等许可的管理，杜绝应准入不准入、应审批不审批、应备案不备案等的现象扰乱市场；加强对企业投入及融资资金、技术体系、管理及质量人员资质、企业的注册情况、服务范围、服务平台等的真实性监督管理，防止无资质、无证照、无权限的企业提供服务；加强对企业服务社会、服务公众、服务诊疗等行为的监管，防止出现发生纠纷无实据、服务行为无凭据、解决纠纷无依据等问题的发生，保证行业发展始终在监管之中。

Wearable Medical Treatment

第10章

可穿戴医疗发展前景

虽然可穿戴医疗发展遭遇瓶颈，但依旧不可否认其巨大的商业前景，特别是可穿戴医疗的社交化、游戏化、精准医疗，以及“端”+“云”+“服务”的整合等，各方面都蕴含着无限商机。

Wearable Medical Treatment 01 以“开放”挖掘大数据价值

可穿戴设备的最大价值就在于大数据，但如果缺失数据的有效性、可持续性，可穿戴设备的价值便大打折扣。

可穿戴设备是一个依托于互联网，并在移动互联网时期发育起来的产物，但是在后期的成长过程中，尽然脱离了互联网精神；或者说，在用传统产业的闭环思维，干着一个超前的创新产业。这是一个值得深思的问题。

互联网的精神是什么？在我看来，其中一个很重要的思想就是“开放”。这一点对于发展可穿戴产业至关重要。为什么这样说？我们都知道可穿戴的核心价值在数据上，但现在谁也不敢用所谓“免费”的方式来干可穿戴产业。可以肯定地说，当前谁要是有勇气以硬件免费，然后通过可穿戴设备所采集的数据，来转移实现价值，必然是一条走不通的路。

唯一可能有所不同的，是这条坑人之路走的方式不同罢了。如果你是上市公司，那么坑的是股民；如果你是有投资机构撑腰的公司，那么坑的是投资机构；如果你是哥们式在创业，那坑的是哥们。这坑人之路，能给消费者带来什么呢？好的方面就是多了个免费的科技玩具，坏的方面则是让用户收获了满满的失望。

可穿戴产业要想比较快地实现数据挖掘价值，需要互联网的精神，即“开放”。

开放的前提是需要有企业承载开放所需的平台，在此基础上，推进对两方面资源的“开放”，才能促进数据价值的早日形成。

一是平台的运营者要有开放心态，让不同接入平台的可穿戴设备企业，都能按各自的数据采集价值来享受平台数据挖掘的价值。

二是可穿戴设备企业要有开放心态，愿意合作、抱团、分享数据，让数据由专业平台统一处理，而不是各自怀抱着点小数据，做着大价值的梦。

今天之所以出现可穿戴设备的数据商业价值还趋于零，其中很重要的一个原因，就是我们还在用传统产业的闭环思维，经营着“智能穿戴”这个在开放形态下产生的事物。

如果还是这样继续不开放、不统一数据，各自归各自继续发展下去，这条路行不行呢？不能说绝对不行，但这在我看来，至少会让可穿戴设备产业发展史的时间变得更漫长，烈士们前仆后继的场面会更壮观。

尽管当前可穿戴领域的各种社团、联盟、组织很多，但我认为在当前最现实、最靠谱的就是如何让各自组织，以及组织与组织之间的成员数据统一归口，这比探讨所谓的标准更有意义。这也是一个重大的商业机会，这个平台的搭建，其创造的价值空间远胜过当前的硬件本身。

而对于可穿戴医疗，这一环节尤其重要，也是可穿戴设备两端人群认为最有价值的部分。但去年底发布的《2014年智能可穿戴市场白皮书》显示，可穿戴设备在3个月内的流失率高达87%，用户黏性差、难以坚持使用是目前健康可穿戴设备发展的最大瓶颈。而导致这种情况的最大原因，就是不同品牌的智能硬件设备所采集的数据不统一，样本量不足，目前无法做到真正意义上的大数据分析。

因此，迅速共同搭建一个开放有效的大数据平台，在当前的可穿戴医疗领域中，应该是首要关键。

Wearable Medical Treatment 02 “端”+“云”+“服务”的整合

2014年，可穿戴设备中的手环和手表类产品持续在领域内发酵，并且首先抢占了一定的市场份额。但看似辉煌的背后却埋伏着层层危机，比如产品同质化严重、用户体验差、缺乏设计美感等。因为这些，许多智能手环在市场上甚至出现了倒退的现象。

对于可穿戴设备整个发展历程而言，这是一个必然需要经历的过程，发热盲目的市场，需要通过适当的降温重新回到正轨，集中发力攻克领域发展的关键点，比如当下可穿戴设备面临的最大问题就是如何搭建一个服务于设备两端人群的开放平台，结束目前各自为战的探索阶段。

这个核心的超级平台需要具备三大关键因素，即端、云与服务。

《连线》杂志曾撰文指出，老年人、慢性病患者和低收入者才是可穿戴设备的最大受益者和“刚性”需求者。只有当可穿戴设备变为一个人生活中的必需品，而不是可有可无的保健品时，它才不会轻易被抛弃。

据香港《文汇报》报道，瑞士洛桑联邦理工学院（EPFL）公布的一款具有神奇功能的新型镜片，使用者只需眨眼便可放大影像，此款镜片预计能帮助全球2.85亿弱视人员改善视力。这样一款镜片对于视力不佳的人群而言，会成为他们生活、出行以及工作时必不可少的一样东西。

可穿戴设备作为整个移动医疗领域内的核心载体，它能够记录人体的各种数据，但目前的状态似乎仅仅停留在这里，就是“记录”，甚至这个“记录”的数据也有待进一步核实。本来理想的状态应该是用户这端的可穿戴设备，能够精准地记录体现身体状况的数据，再通过点对点的方式传输到云端进行储存，接着在前期建立的一套科学算法中对数据进行处理分析，最后得出结论，反馈给用户以及用户对接的医生或者健身教练、监护人等。

在未生病之前，借助可穿戴医疗，帮助用户建立健康的生活习惯，积累必要的健康常识，在生病时能为患者规划整个就医流程，前提是这些肯定不会再像传统就医一样在医院中进行，而是在家中就行了。康复后，可穿戴设备能持续有侧重地检测用户的康复情况，比如癌症患者，能够了解癌细胞的情况，推测复发的可能性等。

而要实现这一切，单单靠可穿戴设备这一终端，显然远远不够。那么关键是什么？就是整合可穿戴设备、云和服务。当前可穿戴设备的数据碎片化，系统平台又各自为战，使得端、云与服务的整合显得格外重要。

可穿戴设备本身在记录数据的精准度方面还需要很大的改善，另外，在设计上，用户的操作体验上等，都需要有更进一步的突破。简单来说，一款不好看又不好用的设备，用户是不会花时间在它上面的。

对于云计算而言，就是专门打造一个“健康医疗云”。健康医疗云在云计算、物联网以及多媒体等新技术的基础上，结合医疗技术，使用“云计算”理念构建医疗健康服务平台，利用云计算技术构建新型卫生服务体系，以达到提高医疗机构的服务效率，降低服务成本，方便居民就医的目的。

健康医疗云最大的价值在于为社区居民、医疗服务人员、医疗卫生管理人员分别提供不同的应用解决方案。比如，居民可以通过可穿戴设备，将采集到的个人生理数据自动上传到远程监测专属数据中心，远程监测系统会自动把每一次的数据分析结果推送到家属任意类型的智能设备上，供家属随时了解亲属的健康状况。

此外，该系统还可以设置异常数据报警，当采集到的数据超出健康标准范围，即会发出警告，提醒医护人员及时提供指导。这样医生与患者不必面对面也可以进行健康状况的监测和指导，居民可以方便、快捷地获取自身的健康信息，同时医护人员也提高了日常的工作效率，更好地监测医疗全过程。

其中的“服务”指的是相关的医护人员，特别是在远程诊疗中为患者提供的各项服务，周边提供患者就诊过程中费用的支付服务、药物配送服务，以及在平时的健身过程中，为用户提供健身方案等服务，这其中将衍生出许许多多的商业机会。对于严谨的医疗领域而言，一般企业想要进入医学的核心，还是难以达到要求的，但是却能提供许多周边服务，而不同性质的服务最后将支撑起整个大服务平台，这也是可穿戴医疗中不可或缺的一大关键要素。

“端”+“云”+“服务”的整合，不仅仅是针对可穿戴医疗领域，同时也是对整个可穿戴设备领域提出的发展目标。而这一发展的关键在于物联网，如果这些可穿戴设备能够与智能家居、智慧城市、智能医疗等更多的服务与应用整合，将带来更大的发展和想象空间。

Wearable Medical Treatment 03 精准医疗

苹果 CEO 乔布斯在患癌症时，花费了 10 万美元对自己的肿瘤及全基因谱进行了测序。著名好莱坞安吉丽娜·朱莉也曾在媒体前透露，通过基因检测选择了切除乳腺手术，将患乳腺癌风险从 87%降到了 5%。强大的明星效应引领起了基因检测的热潮，也把这个神奇的技术推向流行之巅。

基因蕴藏着所有生老病死的规律，精准医疗对于医疗行业有非常大的改变，其概念核心点把人群细分，对其治疗、诊断要精准，对其个体化的行为和数据要有非常精准的解读，以给出一个精准的、对应的解决方案。

在未来，基因检测术将成为医疗不可或缺的一部分。越来越多的人会通过基因测序来了解自己的生命体征和健康状况。

成立于 2011 年的初创公司 Bina Technology，近期获得了 650 万美元的风险投资，Bina Technology 主要从事的工作就是利用大数据来分析人类的基因序列，他们的分析成果将为研究机构、临床医师等下游医疗服务行业提供最基础的研究素材。

Bina Technology 的创业团队成员均是来自斯坦福大学与加州大学伯克利分校的博士，这是一群狂热的大数据爱好者和生物信息学家。他们把大数据和生物科学进行了结合，通过 Bina 的技术对基因的数据分析，研究型大学、制药公司和临床医生就能够利用这些数据发现基因中罕见的病变信息——正是这些造成了癌症、新生儿疾病、镰状细胞性贫血等。

哥本哈根大学人类遗传学副教授索伦·诺比向记者介绍，每个人的基因都是不一样的，基因检测对于病人疾病的诊断来说非常重要，"这一诊断需要科学家去辨识个体的基因基础，从个体的基因基础看出未来发生疾病的内在联系，这样在临床诊断的时候会更加有准确性、有针对性地提出个性化医疗方案"。

Wearable Medical Treatment 04 发挥游戏的魅力

所谓游戏化，就是把游戏的思维融入到非游戏应用程序中，使程序更加有趣、更加吸引人。挖掘人类喜欢竞争和玩的天性，所以，激发了人们极高的参与热情。

——亚当·斯旺

游戏新纪元《福布斯》2012.7.16

“健康领域的游戏并非真的关乎输赢”，游戏开发公司 Ayogo 的 CEO 迈克尔·弗格森说。

爱玩是人的天性，而相对于无趣、枯燥，甚至痛苦的医疗保健而言，如果能尝试融入游戏的成分，带动软硬件用户或者患者可以自然而然地接受治疗，养成健康的生活习惯，则能更大程度地发挥可穿戴医疗的效果。

更直接地说，就是我们如何能把游戏的行为心理学与医疗保健结合起来，促使患者能自觉、主动并充满热情地参与到整个健康管理中，以帮助患者改善他们的健康状况。

游戏化的三大作用

那么当医疗健康管理游戏化，具体会释放哪些魅力？

第一，游戏本身有个功能，就是激发玩家内心深处对玩乐和竞争的渴望。如果将这种渴望接入到可穿戴医疗中的某些 APP 上，就能很快形成一个有黏性的社区。比如，智能手环每天会检测你的步数或者跑步时消耗的卡路里等，当你进入到专门的社交平台发现许多朋友都在排行榜的前面，自然就激发了你想要超越他们的渴望。

未来，当人机交互方式更加棒的时候，设备在读懂你意识的基础上，会时不时跳出来大声告诉你，你的死对头又跑到你的前面去了，而这时的你肯定就奋起直追。在这样一种你追我赶的互动中，自然就达到了每天坚持跑步锻炼的目的。虽然，这不是一个绝对有效的方式，但至少起到了一个辅助作用。

第二，将游戏融入到一些慢性病管理的 APP 及平台中，帮助患者在日常生活中管理自己的疾病，根据病情调整自己的生活习惯。比如，Ayogo 公司将游戏融入了一款专为糖尿病患者以及易患糖尿病的儿童而设计的软件 HealthSeeker（图 10-1）。用户可以首先挑选他们期望完成的生活目标，然后通过不断完成任务获得积分的方式，最终摘取不同的徽章。由于这款游戏是放在 Facebook 这样一个大型社交平台上的，因此有很大的用户群体，这便形成了既有竞争又同时有互动反馈的良性社交圈。

图 10-1　Ayogo

目前 Ayogo 已与一些在世界上颇具影响力的组织形成了重要的伙伴关系，如 Joslin 糖尿病中心（哈佛医学院）、赛诺菲–安万特、南加州大学的计算中心（Keck 医学院）和糖尿病基金会。

社交性游戏能让人在竞争的过程中不断增加自我成就感，结合平台可以分享的功能，使用户有了更多炫耀的资本，另外在游戏的过程中，由于释放了更多的多巴胺，使参与者产生感觉良好的效果，这就进一步促使他们想要继续参与，然后释放更多的多巴胺，以此形成一个良性的反馈环路。

第三，对于医学研究而言，游戏化的医疗健康管理所反馈的信息将更加的高效集中，这能有效地促进他们的样品采集和研究工作。一般一款游戏在社交网络平台上都会形成一个很小的社区，比如医疗专家需要对糖尿病患者的疾病管理进行研究和跟踪，便可以进入某款专门针对糖尿病患者健康管理开发的游戏软件所形成的社区中采集信息，这些信息相比传统的问卷调查肯定要更客观全面。因为这些信息里面还包含了患者之间平常生活的交流，疾病管理经验的分享等，这对于研究者而言是最基础的资料。

当平时大家不愿做的事情变得有趣时，自然就会吸引人去做。让健康管理变得不再那么循规蹈矩，那就想办法让它游戏化，不过前提的是这个游戏肯定是要具有易操作、有趣、反馈及时、能不断换代升级等特点。

如何游戏化

美国最大的风险基金 KPCB 的合伙人 Bing Gordon 说，每个创业公司的 CEO 都应该了解游戏化（Gamification），因为游戏已为常态。显然，无论在什么领域，游戏化都是可以试一试的，说不定会达到意想不到的效果。

为了能更具体地了解游戏在可穿戴医疗健康中的操作方式，我们不妨一起看看以下这几家。

1. Audax Health

2013 年，以综合性医疗游戏化社交和信息管理平台 Zensey 为主打产品的 Audax Health（图 10-2），获得了 2100 万美元投资。

图 10-2 Audax Health

Zensey 是一个大而全的综合性网络平台，它的核心内容是利用行为主义心理学设计的健康主题社交游戏，以游戏化等多种手段让用户生活得更健康。其功能主要包括病友社交分享、游戏化方式挑战和激励系统、一站式的医疗信息记录和管理等，比方说对于健康的生活方式，它会给予一定的积分奖励。用户可以用匿名的方式与病友在社群里交流经验，也可以直接把个人病史档案发送给医院或家人。

Audax 认为，消费者可以而且应该是管理自己健康的积极参与者。Audax 通过 Zensey 平台帮助用户制定个性化的生活计划，与其他人沟通，跟踪目标的进展情况，并通过完成健康的生活方式的目标获得奖励。

2. Mango Health

吃药这件事对有些不爱吃药的人而言，并不是一件能主动持续完成的事，但如果不能遵医嘱好好接受药物治疗，病情的康复就会受到影响。于是有了一个叫 Mango Health 的应用（图 10-3），专门提醒吃药。

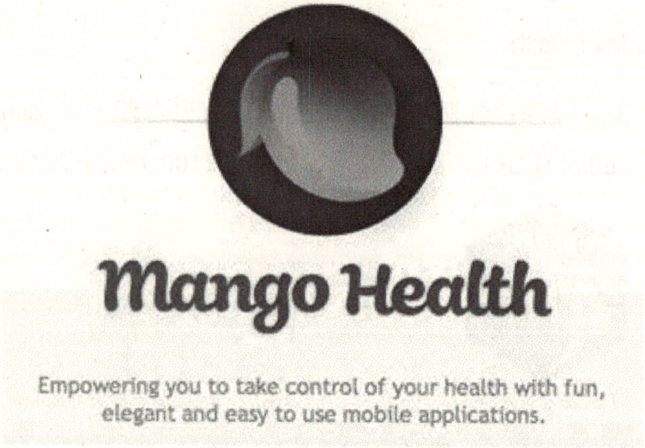

图 10-3 Mango Health

Mango Health 自身拥有较完整的药物数据库，用户只需添加要吃的药的信息，Mango Health 就会应用内提醒及消息推送的方式，提醒吃药并告知与药有关的信息。

在 Mango Health 上，应用会根据用户是否有吃药，而给用户一定的积分奖励，而用户级别会随着积分增多跟着变化，不同级别会有不同的物质奖励（如 Level 3 有 5 美元的 Target 超市奖励、Level 5 则有 25 美元奖励）。

其中一个比较有趣的地方是，当 Mango Health 使用按时提醒的方式，如果用户没有在该吃药的时候主动通过 Mango 的消息提醒进入应用，并标注“我吃了”时，Mango 将过时不候，直接在你的历史记录上画个斜杠表示你没吃药，而且不会给你其他入口做补救。Mango Health 通过这种方式，让用户在吃药这件事情上能够从被动变为主动。

Mango Health 遵从 HIPAA 标准，旨在以提高用药依从率。为消费者提供一个有趣的新方式来管理药物和营养补充剂，达到管理健康的目标。用户可以得到提醒，他们将不会错过任何一个剂量，服药时间和赚取解锁赢取现实世界的奖励机会。

3. EveryMove

Everymove（图 10-4）主要是通过与一些保险公司或者健康机构合作，激励用户能够主动进行健身运动，保持活跃度。比如，用户可以选择将 Everymove 平台各类健康应用、设备收集的健康生活信息，提供给保险公司或者其他健康机构组织，获得相应的奖励。该计划免费提供给用户。奖励由品牌商、雇主和健康计划商提供。

创始人表示，希望通过这种正反馈的方式，帮助人们保持健康的生活方式。用户兑现奖励时，或者健康组织推出活动时，Everymove 会从中收取费用。

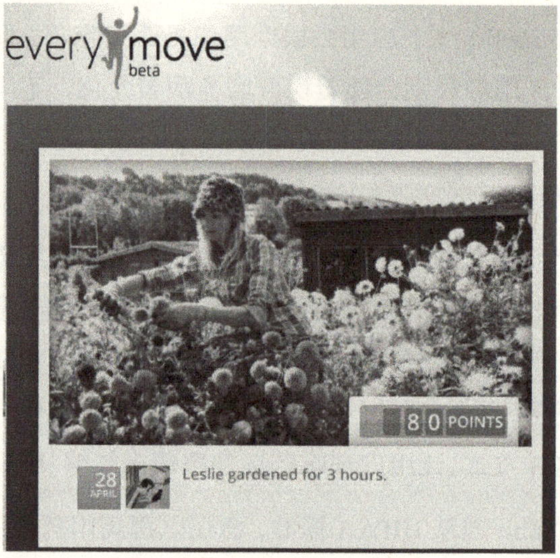

图 10-4　Everymove

Everymove 通过奖励人们的健康生活行为，一方面可以改善用户的健康状况，另一方面可以减低所需的医疗保险花费。对保险公司来说，同 Everymove 的合作有利于改善其在公众的口碑。

2012 年，Everymove 获得了 260 万美元融资，投资商包括风险资本家和大健康计划提供商。这家创业公司由于旨在寻找改善消费者关系并鼓励消费者行为的方法，从而吸引了众多医疗供应商。

4．CogCubed

2012 年创办的 CogCubed（图 10-5），源于 Sifteo 游戏平台的启发，创建者 Kurt Roots 与他的妻子 Monika Heller 一起，期望 CogCubed 帮助诊断儿童和成人的 ADHD（attention deficit hyperactivity disorder，注意力不集中症）和其他无序问题。

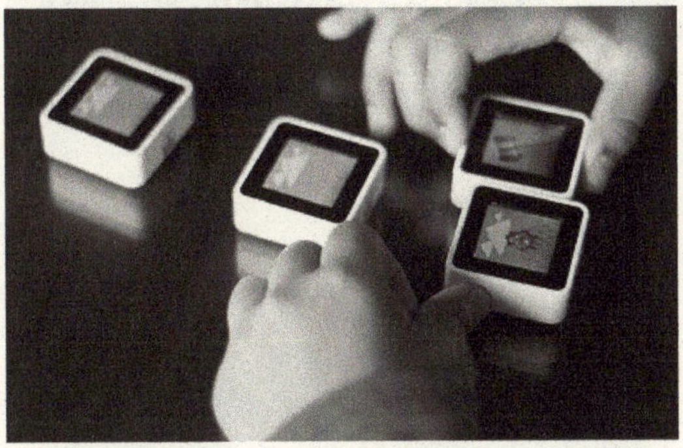

图10-5 CogCubed

CogCubed设计的第一个游戏，叫Groundskeeper，可以在病人玩游戏时测量行为数据，因此，能够提供精确的数据以供专业人士分析该患者是否患有多动症。它的目的是利用游戏吸引多动症患者的注意，解决了以往无法测量多动症患者行为、得到数据不精确的问题。

5. GymPact

GymPact成立于2013年，是一个提供健身计划监督管理的移动应用（图10-6），用户在GymPact上设定健身计划，并至少押注5美元，然后以FitBit 等可穿戴设备收集的健身数据作为评判标准，没有实现目标的用户将输掉赌注，实现目标的用户则可以获得奖励，而这些奖励基金正是来源于Loser们的赌金。该游戏也希望让每个人都诚实，允许用户投票上传照片和保持健康的其他证明。

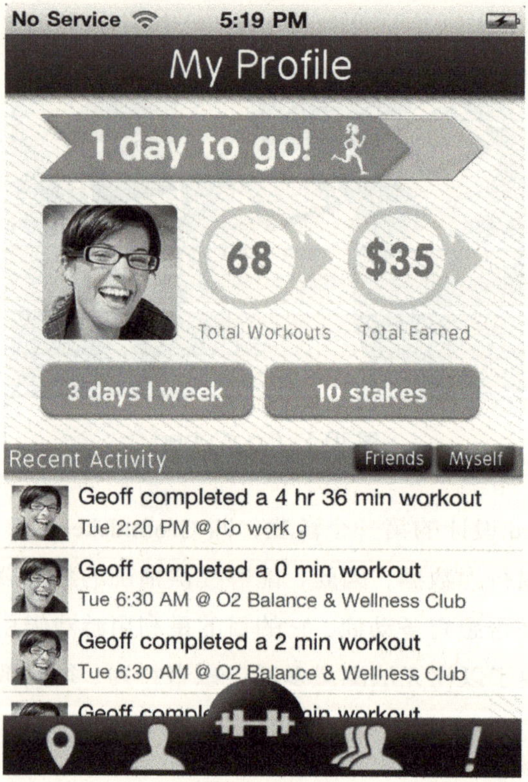

图 10-6 GymPact

医疗保健游戏化已经成为当下一个趋势，但任何一个将游戏化理念运用在医疗保健上的公司，都面临着保护患者隐私这一额外的挑战。参与其中的保险公司、医院和其他医疗服务提供商，都不能随意透露患者的个人信息，而这就需要国家在立法层面对这一领域进行干涉。